Dr. Franco Tacuri Correa · Mein Leben in Deutschland

Dr. Franco Tacuri Correa

Mein Leben in Deutschland

Geschichte:erlebt
Edition der Erinnerungen

Bibliografische Information der Deutschen Nationalbibliothek
Die Deutsche Nationalbibliothek verzeichnet diese Publikation in der Deutschen Nationalbibliografie; detaillierte bibliografische Daten sind im Internet über http://dnb.d-nb.de abrufbar.

Originalausgabe
2010

Schriftführung: Karin Nöcker
Technische Beratung: Michael Manke

Edition der Erinnerungen
imNordPark Verlag, Wuppertal
Titelbild nach einem Foto von Dr. Franco Tacuri
Gesetzt in der Minion
Herstellung: Books on Demand GmbH, Norderstedt
Printed in Germany
ISBN 978-3-935421-69-0

NordPark Verlag · Klingelholl 53 · D-42281 Wuppertal
www.nordpark-verlag.de

Inhalt

Für Elisabeth,
Dominik und Veronika Tacuri
und ihre Sprösslinge
von
Franco Tacuri Correa

Vorwort

Jedesmal ist es eine Freude, wenn in Lehrveranstaltungen an der Bergischen Universität Wuppertal Herr Dr. Tacuri begrüßt werden kann. Er ist ein besonders freundlicher und aktiver Teilnehmer, der viel zur Lehr- und Lernkommunikation beiträgt. Genauso tritt er auch dem Leser des vorliegenden Buches – zweiter Teil seiner Autobiographie – entgegen. Wie in der persönlichen Unterhaltung, bezieht der Autor auch in seinem Buch den Gesprächspartner unmittelbar in das Geschehen ein. Der Autor gibt bemerkenswerte Einblicke in die deutsche Lebens- und Medizinkultur. Insbesondere läßt er an bewegenden Problemen der Kinderheilkunde teilnehmen. Ein Höhepunkt des Buches sind die Kernsätze über den Umgang mit Kindern. Die soziale Persönlichkeit des Autors, seine tiefgehende Menschenbildung und langjährige ärztliche Berufserfahrung finden darin eine Botschaft, dic das Buch – neben anderen wichtigen Abschnitten – weit über einen bloßen Erlebnisbericht hinaushebt. Aus diesem Zusammenhang heraus läßt sich das humanitäre Engagement des Autors für die erheblich benachteiligten Kinder und Jugendlichen seiner ecuadorianischen Heimatregion als eine Aufgabe würdigen, die seine Lebensleistung beeindruckend fortsetzt.

Wuppertal, August 2006

Prof. Dr. jur. Dr. phil. Bernhard Losch
Universität Wuppertal

» Mein Leben in Deutschland«

Man kann den zweiten Teil der bemerkenswerten Autobiographie von Dr. Franco Tacuri nur mit großer innerer Teilnahme lesen. Er berichtet darin über seine vielfältige Arbeit als Kinderarzt, der über das Fachliche hinaus seinen kleinen Patienten stets mit großer Sympathie zugetan war und ist. Es ist auch der Bericht über eine sehr gelungene Eingliederung in die neue Heimat Deutschland, die durch die familiären Bindungen erleichtert wurde. Sein anschließend an der Universität Wuppertal aufgenommenes Studium in den Fächern Wirtschaftswissenschaft, Rechtswissenschaft und Geschichte zeigen Dr. Tacuri als einen vielseitig interessierten, stets zuvorkommenden Seniorstudenten, der die akademische Diskussion mit klugen und die jüngeren Studierenden anregenden Beiträgen zu beleben versteht. Ich habe ihn insbesondere in meinen Lehrveranstaltungen über die europäische Integration und die internationalen Beziehungen als einen hochmotivierten und stets sachkundigen Teilnehmer erlebt. Dr. Tacuri berichtet auch über seinen Einsatz für die in seiner ersten Heimat Ecuador in Not geratenen Menschen. Aber nicht nur dieser von Menschlichkeit und Selbstlosigkeit geprägte Teil seiner Arbeiten, seine Lebensleistung insgesamt verdient hohen Respekt. Es ist schon so, dass sein Bericht in vieler Hinsicht sehr lehrreich ist, nicht zuletzt für jüngere Leser.

Wuppertal, Oktober 2007

Prof. Dr. Franz Knipping
Universität Wuppertal

Einleitung

An den Anfang möchte ich eine Prophezeiung meiner Mutter setzen, die mir, ihrem einzigen männlichen und noch dazu jüngsten Spross – neben vier patenten Töchtern – zu sagen pflegte: »Franco, aus dir wird einmal etwas werden. Ich ahne, dass sich durch dich einmal die Lage unserer ganzen Familie, und vielleicht sogar die von ganz Catacocha und Umgebung, bessern wird.«

Diese Worte klangen auf meinem weiteren Lebensweg immer in mir nach, fast wie eine Verpflichtung, und rückblickend auf eine erfolgreiche Laufbahn als Kinderarzt darf ich voller Dankbarkeit sagen, dass sich die erste Hälfte dieser Prophezeiung tatsächlich erfüllt hat. Die zweite Hälfte, die Verbesserung der Lebensumstände wenigstens für einen Teil der Menschen in meinem Land, wurde durch die Gründung unseres Vereins »Menschen in Not – Ecuador« schon in Angriff genommen. Aber dazu kommen wir später.

Elisabeth und die Entscheidung für Deutschland

Die Geschichte beginnt im Juli 1967. Damals war ich 26 Jahre alt und befand mich in meiner siebenjährigen Ausbildung zum Allgemeinmediziner in Quito in einem Krankenhaus namens Vaca Ortiz. Ich arbeitete damals 92 Stunden pro Woche mit nur zwei freien Nachmittagen. Trotzdem machte mir die Arbeit Freude. Eines Tages traf ein Trupp von fünf jungen Entwicklungshelferinnen aus Deutschland ein, die als Schwestern und im Labor des Krankenhauses mitarbeiten sollten. Wir stellten uns vor, und eine davon fiel mir gleich auf. Sie war Kinderkrankenschwester, hieß Elisabeth, war 23 Jahre alt, brünett, blauäugig und bildschön. Ein glücklicher Zufall ergab, dass wir am nächsten Tag beide auf derselben Station arbeiten sollten, und ich merkte bald, dass sie meine Sympathie durchaus erwiderte. Anfangs war die Verständigung noch etwas schwer und erfolgte über Zeichen und mit Händen und Füßen; nach einem Monat klappte es mit der Kommunikation schon viel besser – Elisabeth machte schnelle Fortschritte in der spanischen Sprache. Wenn wir gemeinsam Nachtdienst hatten, blieb uns genug Zeit, uns gegenseitig etwas über Deutschland und Ecuador zu erzählen. In der dienstfreien Zeit trafen wir uns außerhalb der Klinik, und ich spielte für sie den Stadtführer. Wir hatten uns richtig gern, und mit der Zeit verliebten wir uns bis über beide Ohren ineinander. Am 14. April 1968 verlobten wir uns.

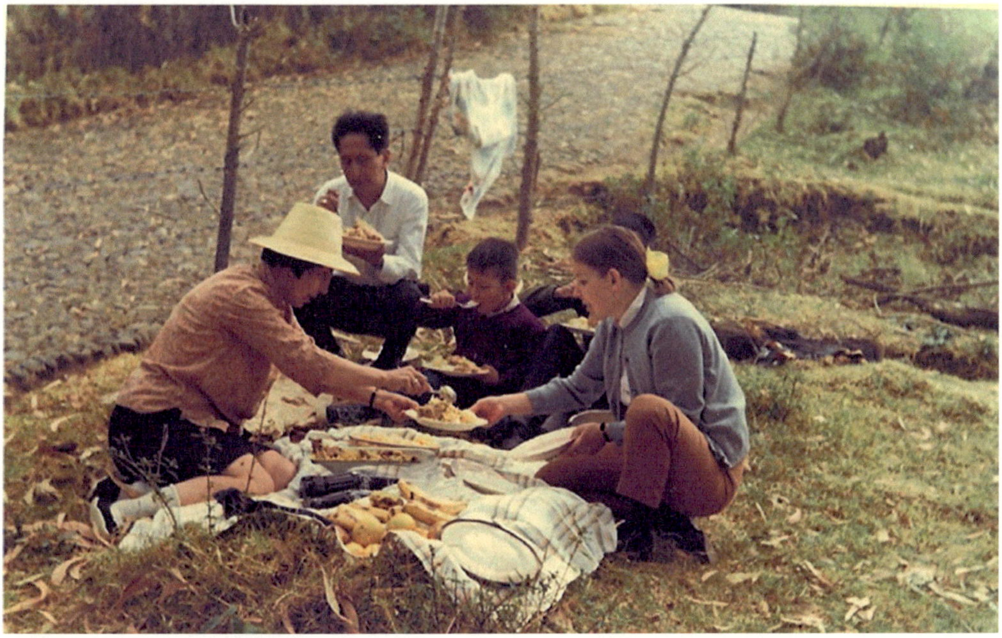

Elisabeth stammte aus einer völlig anderen Welt: Klima, Kultur, Lebensstandard, Mentalität und Lebenseinstellung der Menschen in Deutschland waren für mich genau so exotisch wie für sie das Leben in Lateinamerika – und doch hatten wir von Anfang an etwas gemeinsam: wir wollten den kranken und benachteiligten Menschen, und besonders den Kindern, helfen.

Durch Elisabeth eröffneten sich mir ganz andere Perspektiven. Ihre Familie wohnte in Süßen, Kreis Göppingen, wo ihr Vater, Fridolin Strasser, die Kreissparkasse in Göppingen leitete. Er war zu dieser Zeit mit dem damaligen Mitglied des Verteidigungsausschusses und späterem Nato-Chef Manfred Wörner gut bekannt, diesen führte eine Dienstreise in auswärtigen Angelegenheiten u.a. nach Quito / Ecuador. Die beiden Herren vereinbarten, dass Herr Wörner sich mit Elisabeth und ihrem Verlobten im »Hotel Quito« treffen sollte.

Wie gesagt, so getan. Eines Tages im Jahre 1968 durchschritt ich mit Elisabeth die Eingangshalle des damals teuersten Hotels der Hauptstadt Quito.

Während wir auf Herrn Wörner warteten, zitterten mir vor Aufregung die Knie. Wie benahm man sich in Gegenwart eines so prominenten Politikers? Doch Herr Wörner, als Mann von Welt an solche Situationen gewöhnt, begrüßte uns ganz natürlich – auf Deutsch, Elisabeth übersetzte und wir verbrachten einen angenehmen Abend. Am Ende verabschiedeten wir uns mit dem Gefühl, den Test bestanden zu haben. Und das Gefühl trog nicht: viel später erfuhren wir, was Wörner seinem Freund berichtet hatte: »Also weißt du, was die Liebe betrifft, so brauchst du dir keine Sorgen zu machen: wenn sich jemals zwei junge Leute lieb hatten, dann diese!«

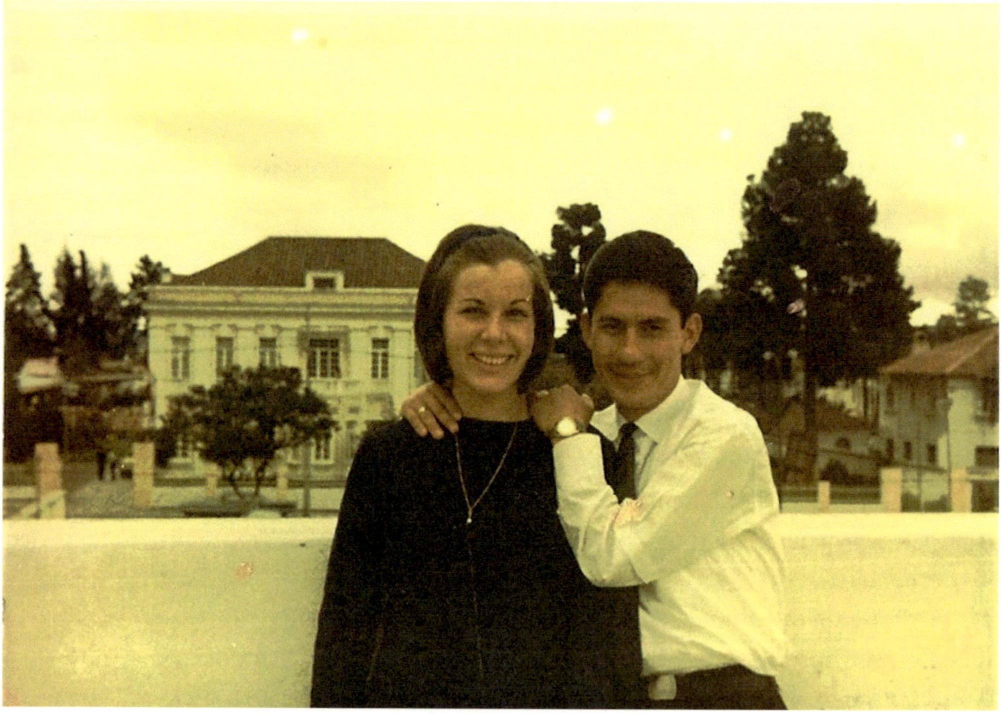

So beruhigt, versuchte Herr Strasser daraufhin, im Kreiskrankenhaus Göppingen anzufragen, ob für mich die Möglichkeit auf eine eventuell spätere Anstellung als Assistenzarzt gegeben wäre. Dies wurde später dann auch Wirklichkeit.

Zwischenzeitlich in Quito:
Die Hochzeit wurde für den 27.7.1968 in der Kirche »Sta. Teresita« geplant. Der Priester verlangte von mir, dass ich vor der Trauung eine Beichte ablegen sollte, aber ich weigerte mich mit den Worten: »Entweder Sie trauen uns, oder wir heiraten nicht.« So gab der Priester sich geschlagen. Zwei meiner Kollegen und ihre Frauen waren Trauzeugen. Von Elisabeths Seite war die ganze Gruppe der Entwicklungshelfer eingeladen. Elisabeth hatte ihr wunderschönes weißes Brautkleid mit Hilfe meiner Schwester Fanny, die ja gelernte Schneiderin ist, selbst genäht. Ich trug einen maßgeschneiderten Anzug. Am Hochzeitsmorgen hatte man mir etwas Schnaps eingeflößt, gegen die Aufregung. Die Trauung fand im Rahmen einer großen Messe statt. Anschließend wurden wir fotografiert und fuhren danach zur Feier in ein Privathaus. Es gab einen Sektempfang, wonach Elisabeth und ich mit einem Walzer den Tanz eröffneten. Nach 5-6 Stunden verabschiedeten wir uns und sagten den Gästen, wir führen nun auf Hochzeitsreise. In Wirklichkeit aber verbrachten wir zuerst einmal einen ungestörten Tag im Hotel Majestic in Quito. Danach ging es weiter nach Baños, einem für seine Thermalquellen bekannten Badeort im Amazonasgebiet von Ecuador, wo wir einen meiner ehemaligen Schullehrer besuchten.

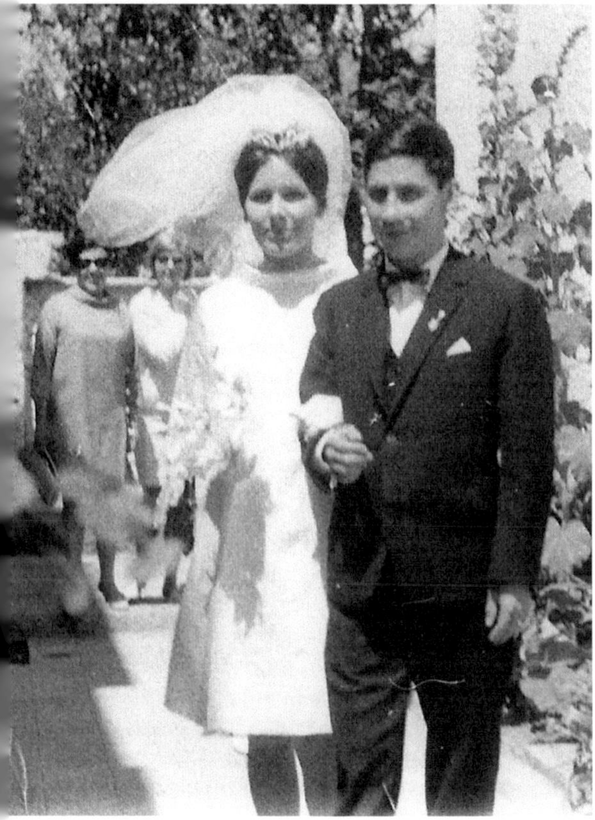

Als junges Ehepaar bezogen wir eine Wohnung in der Nähe des Krankenhauses. Elisabeth erwartete ein Baby, und so war ihr das Arbeiten in der Klinik nun gesetzlich verboten. Die Wohnung war sehr klein und schmal und unglaublich schmutzig, so dass Elisabeth, trotz ihres Zustands, zu Hause sehr viel arbeiten musste. Am 28. Dezember 1968 war es dann soweit in der »Maternidad Isidro Ayora« (Mütterhospital), Zimmer Nr. 5, wurde unser Sohn Dominik geboren. Die Geburt dauerte recht lange. Mein Lehrer, der Gynäkologe Dr. Ramos, war dabei. Nach einer Woche wurden Elisabeth und Dominik entlassen. Wir lebten nun zu dritt in der kleinen Wohnung, und unsere Mittel waren sehr knapp bemessen. Bisher hatte ich nur 280,- Sucres/Monat verdient. Da das Ministerium kein Geld hatte, mich zu bezahlen, arbeitete ich nach Dominiks Geburt sechs Monate ohne Lohn (92 Stunden pro Woche, mit nur zwei freien Nachmittagen). Eines Tages gingen unsere Reserven zur Neige. Da entschloss sich Elisabeth, meinen Vater um Hilfe zu bitten – was ich nie gewagt hätte. Zum Glück war inzwischen meine Zeit als Assistenzarzt beendet und ich begann mit der Stellensuche. Da gab es z.B. ein Angebot für eine Stelle als Stationsarzt in Bogotá/Kolumbien oder als Assistent für Kardiologie in Mexiko; außerdem die Möglichkeit eines Stipendiums an der Universität von Moskau. Mit dem Geld meines Vaters flogen wir nach Kolumbien (der Flug kostete 15.000 Sucres), doch die Stelle in Bogotá sagte mir nicht zu.

Bei unserer Rückkehr nach Quito fanden wir einen Brief meines Schwiegervaters vor, in dem er mir anbot, nach Deutschland zu kommen. Es war eine schwere Entscheidung, mein Land und meine Familie zu verlassen und ohne Sprachkenntnisse in einem völlig fremden Land, mit der Verantwortung für meine kleine Familie, ein ganz neues Leben anzufangen. Doch schließlich entschied ich mich für ein Leben in Deutschland.

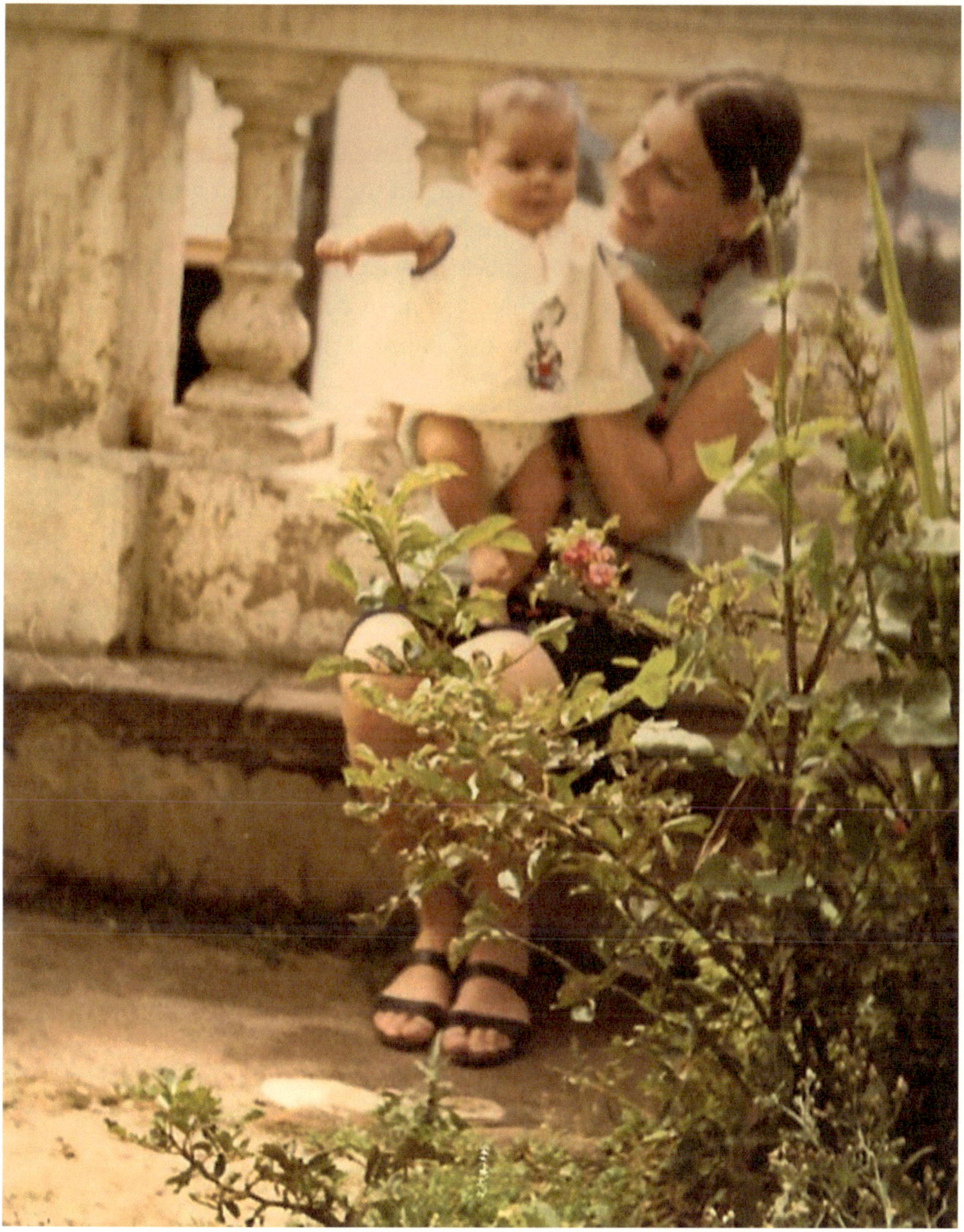

Ankunft in Göppingen-Süßen

Als wir Quito in Richtung Deutschland verließen, war unser kleiner Dominik schon 9 Monate alt. Die Würfel waren gefallen, die Weichen für die Zukunft gestellt: nicht nach Mexiko, Kolumbien oder Moskau führte unser Weg, sondern ins ferne Deutschland. Ich verspürte eine große Neugier auf dieses unbekannte Land, das die Heimat meiner lieben Frau war. Gleichzeitig fiel mir der Abschied von meiner Familie unsagbar schwer. Was erwartete mich dort in einem völlig neuen Kulturkreis? Wie würde mich die Familie meiner Frau aufnehmen? Außerdem war ich noch nie so weit geflogen und allein schon aus diesem Grund ziemlich aufgeregt. Die Reise würde drei Tage dauern, mit Stationen in Bogotá/Kolumbien, Caracas/Venezuela und Madrid. Alles verlief reibungslos, wenn man davon absieht, dass der arme Dominik Angina und eine Ohrenentzündung hatte und deshalb ziemlich viel weinte.

Trotzdem fanden wir noch Zeit, uns in Madrid den Königspalast »El Escorial« und das Tal der Gefallenen (Valle de los Caídos) anzusehen. Endlich, am 8. September 1969, landeten wir auf dem Stuttgarter Flughafen. Würde uns wohl jemand abholen? Doch unsere Sorge war umsonst: am Ausgang erwartete uns ein ganzes Empfangskomitee, bestehend aus Oma, Opa, Verwandten und Freunden, die uns jubelnd in die Arme schlossen. Das Glück und die Wiedersehensfreude waren riesengroß und ich wurde sofort wie ein Familienmitglied behandelt. Unter großem Hallo bugsierten sie uns mit unserem Gepäck aus dem Flughafengebäude und verfrachteten uns in einen »Mercedes« – wieder eine Premiere für mich! Und los ging die Fahrt in Richtung Süßen. Elisabeth dolmetschte während der Fahrt. Ihre Wangen glühten in der Vorfreude, nach fast drei Jahren ihre Familie und ihr Elternhaus wieder zu sehen und ihnen ihre eigene kleine Familie vorzustellen. Plötzlich hielten wir vor einer stattlichen Villa. Wir waren »zu Hause«! Als wir die Wohnzimmertür öffneten, saß dort die ganze restliche Familie mit Freunden und Bekannten versammelt, die uns gespannt erwartet hatten. Erneut brach der Jubel los und die Begrüßung war genau so überschwänglich wie die auf dem Flughafen. Dann legte Elisabeth ihrer Mutter Therese unseren Dominik in die Arme – ihr erstes Enkelkind.

Erste Eindrücke in Deutschland

Nach unserer Ankunft wurde natürlich ordentlich gefeiert, viel gegessen und getrunken, erzählt und gelacht. Alle waren sehr herzlich und nett zu mir, so dass ich mich sofort bei ihnen wohl fühlte. In meiner ersten Nacht in Deutschland konnte ich durch die vielen neuen Eindrücke vor Aufregung kaum Schlaf finden.

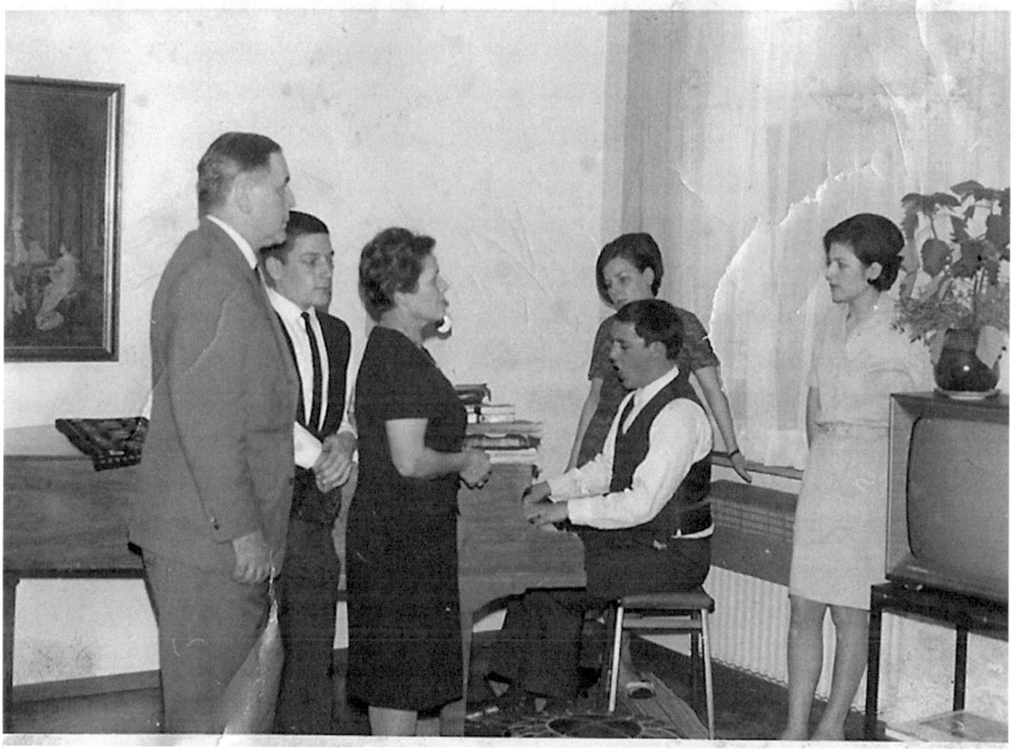

Als ich am nächsten Morgen aus dem Fenster sah, fiel mir auf, wie sauber die Straßen hier waren, und auch, dass neben dem Mercedes, mit dem wir gekommen waren, noch ein Opel stand. Es gab also zwei Wagen in der Familie! Ich war beeindruckt, denn zu Hause hatten wir nie einen Wagen besessen. Wir gingen hinunter ins Wohnzimmer. An den Wänden hingen schöne alte Bilder. Dort stand auch ein Klavier, auf dem die Kinder spielten, aber besser noch der Opa, der sehr musikalisch war. Dieses Instrument spielte, wie ich später erfuhr, immer eine wichtige Rolle bei den größten Festen des Jahres wie Ostern und Weihnachten. Die Kinder spielten auch noch verschiedene andere Instrumente wie Violine, Kontrabaß, Viola oder Flöte. Die Familie war unglaublich musikalisch. In Südamerika war es nicht möglich, alle Kinder ein Instrument lernen zu lassen! Opa Fridolin hatte insgesamt vier Kinder, nun kam ich noch als fünftes dazu, denn ich wurde praktisch auch wie ein eigenes Kind angesehen, und natürlich unser Dominik, der ihn zum Opa gemacht hatte. So hatte er also jetzt sechs Kinder.

Bei einem üppigen Frühstück bemühte sich Elisabeth, mir alles, was am Tisch gesagt wurde, zu übersetzen, da ich ja noch so gut wie kein Deutsch sprach. Das nahm sie natürlich sehr in Anspruch, aber sie meisterte die Situation hervorragend. Im Laufe dieses Tages wurden mir noch weitere Familienangehörige und Freunde vorgestellt und wir fuhren mit dem Wagen ein wenig herum, damit ich die Gegend kennen lernte. Mit allen, denen ich damals begegnete, verstand ich mich, zu meiner Erleichterung, auch ohne Sprachkenntnisse.

Elisabeths Eltern und ihre Geschwister waren sehr lieb zu mir und gaben mir zu verstehen, dass sie uns nicht nur eine Wohnung in ihrem Haus zur Verfügung stellten, sondern auch sonst jede Hilfestellung für einen Neuanfang in Deutschland geben wollten. Ich kam ja aus Südamerika und war so gut wie mittellos. In der oberen Etage bezogen wir also eine kleine Wohnung mit Wohnzimmer, Schlafzimmer, einer kleinen Küche mit Esstisch, Diele und Bad – kurz gesagt, eine Wohnung für zwei Personen, in der wir nun erst einmal zu dritt leben konnten. Das übrige Haus war sehr großzügig gestaltet und hatte einen großen Garten, in dem mir – der ich auf dem Land groß geworden war – sofort die Apfelbäume auffielen. Äpfel sind in Ecuador genau so exotisch wie in Deutschland Guayabas oder Papayas. Auf der linken Seite fiel mir ein Stück Land auf, wo Zwiebeln, Lauch u.a. Gemüse angepflanzt waren. Das war mir völlig neu: auf einem »kleinen« Grundstück noch ein winziges Stück Nutzgarten, das zur Ernährung der Familie beitrug! Außerdem bestaunte ich den Komposthaufen links daneben. Auch davon war ich sehr angetan: Küchenreste wurden hier nicht einfach weggeworfen, sondern auf dem Kompost deponiert, wo sie sich in Gartenerde verwandelten. Später erinnerte ich mich daran, und heute machen wir es in unserem Schrebergarten genauso.

Dann machte ich wieder eine Entdeckung: den Keller! Niemals zuvor hatte ich ein Haus gesehen, das unterkellert war. Elisabeth erklärte mir, dass in Deutschland fast alle Häuser unterkellert sind – das gibt es in Südamerika nicht. So ein Keller ist sehr praktisch: man kann darin Obst und Gemüse kühl lagern, Heizung, Gas- und Wasseranschlüsse und der

Sicherungskasten befinden sich dort, in manchen Häusern gibt es dort unten sogar einen Hobbyraum oder ein Gästezimmer. Ich erfuhr auch, dass die Keller im 2. Weltkrieg als Zufluchtsstätte bei Bombenangriffen dienten. So ein Keller erschien mir als ein ungewöhnlicher Luxus, denn in Südamerika würden sich viele Menschen glücklich schätzen, solch eine Wohnung zu haben. Der Keller im Hause meiner Schwiegereltern hatte einen Zugang zum Garten und zur Waschküche, so dass die Wäsche im Garten trocknen konnte. Das war sehr praktisch.

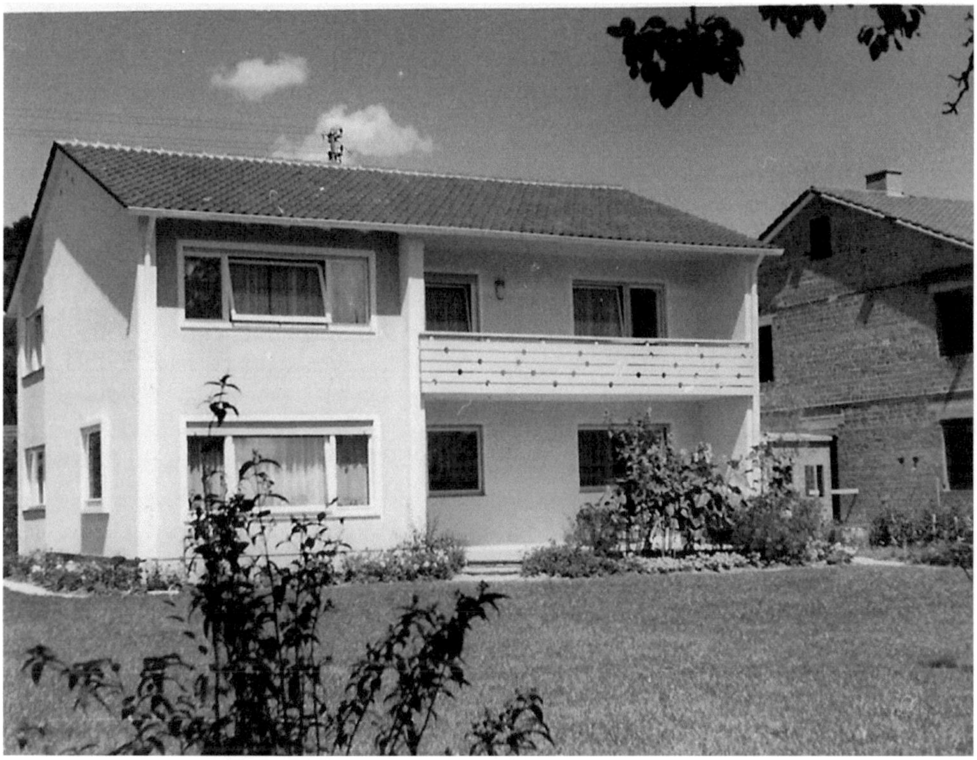

Der erste Mantel

Nach einigen Tagen besprachen Oma Therese und Elisabeth, nach einem Blick auf den Kalender, was ich noch an Kleidung brauchte, denn meine an südamerikanische Verhältnisse angepasste Garderobe war einem deutschen Winter nicht gewachsen. »Franco, du brauchst einen MANTEL!« Ich hatte noch nie einen Mantel getragen. Die beiden Frauen zogen also mit mir los zum nächsten Herrenausstatter. Trotz der relativ großen Auswahl gestaltete sich der Kauf nicht so einfach, denn meine Figur entsprach nicht der hiesigen Norm für Herrenbekleidung. Ich hatte schon vier oder fünf verschiedene Modelle anprobiert – keiner wollte so recht passen. Schließlich entschieden wir uns für ein feines Modell aus dickem blauem Loden, das an Ärmeln und Saum gekürzt werden musste. Zehn Tage später war ich stolzer Besitzer meines ersten Mantels – es war wie ein Wunder für mich! Natürlich mussten auch ein warmer Schal und Handschuhe her.

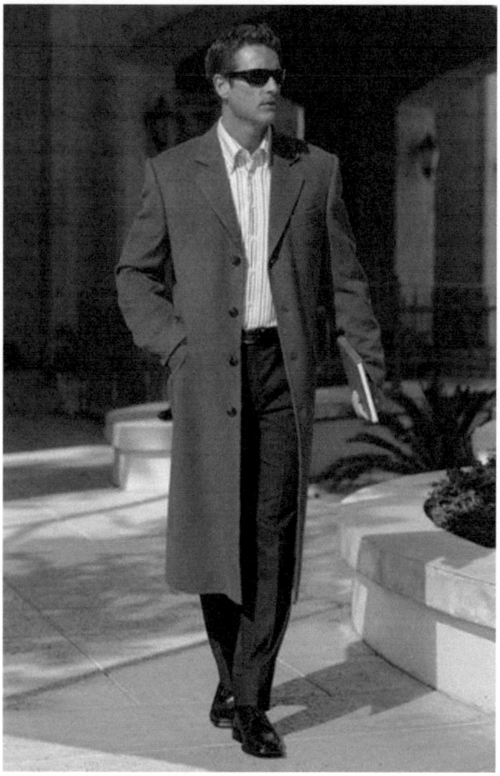

Der »Manteltraum« des Autors

Nun ergab es sich, dass in jenem Jahr der Winter ziemlich hart und lang war, von Ende Oktober bis Mai. Damit erhob sich die Frage, ob ich, angesichts der für mich noch ungewohnten Kälte, eine lange Unterhose anziehen musste. So etwas war mir völlig unbekannt. Ich wollte das gar nicht und empfand es als lästig und wehrte mich entschieden dagegen, aber ... drei Tage später, als ich am eigenen Leib Erfahrung mit der Kälte gemacht hatte (ich sage nur: 30 Minuten Warten auf dem Bahnsteig bei -10° bis -15° C – mit kurzer Unterhose!) gab ich meinen Widerstand freiwillig auf und beugte mich den klimatischen Gegebenheiten. Ich war nur heilfroh, dass mich niemand aus Südamerika in diesem lächerlichen Aufzug sehen konnte, denn dort wäre es eine Schande gewesen, in langen Unterhosen herumzulaufen! Nun war ich für den deutschen Winter gerüstet.

Einführung ins Krankenhaus in Göppingen

Dann war mein erster Arbeitstag im Krankenhaus Göppingen gekommen. Es war im Oktober des Jahres 1969. Zuerst wurde ich den Kollegen vorgestellt, dann dem Leiter des Krankenhauses, Herrn Professor Fuchs, einem hoch gewachsenen Mann. Aufgrund der Sprachprobleme war es mir in Göppingen anfangs nicht möglich, als Assistenzarzt zu arbeiten. So wurde ich zuerst einmal als Medizinalassistent eingeführt in eine OP-Abteilung für Kinder. Jeden Morgen machten wir eine Visite und gingen anschließend in verschiedene OP-Säle zum Operieren.

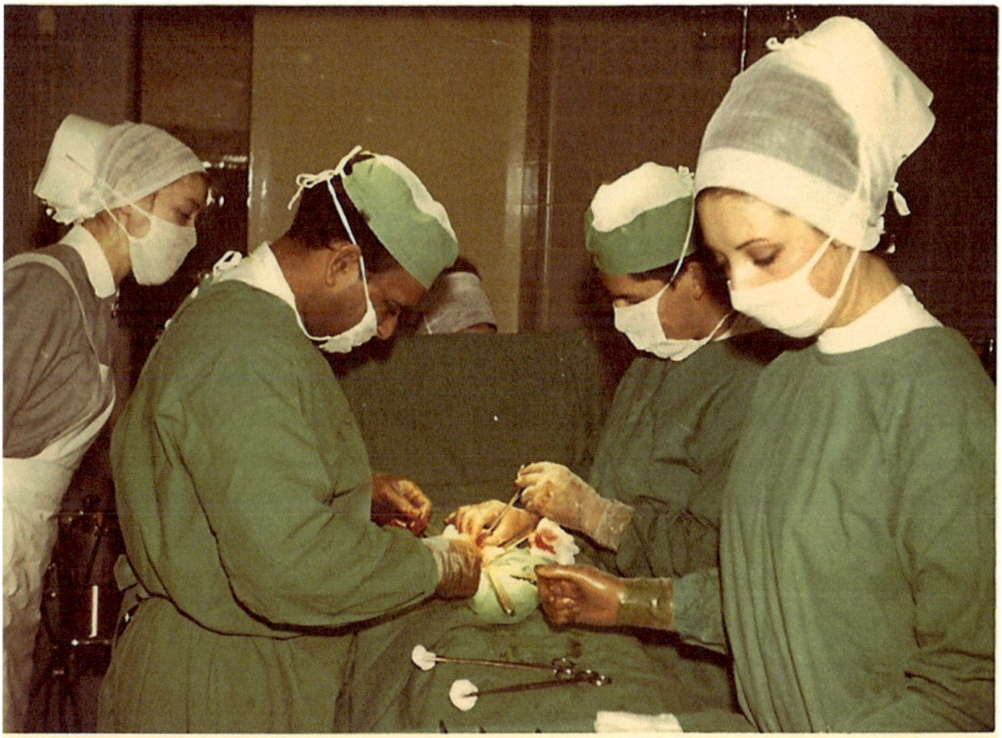

Danach wurde der Verlauf der OP diktiert und es folgte eine 2. Visite am Nachmittag. So ging es sechs Monate lang. Die Oberärzte und Mitarbeiter waren von Anfang an sehr freundlich zu mir, obwohl sie, da ich ja nicht deutsch sprach, täglich alle meine Visiten mitmachen mussten. Zu Operationen konnte ich wegen der Sprachschwierigkeiten nur dadurch beitragen, dass ich mit Metallhaken die Wunde offen hielt. So war der Anfang sehr schwierig für mich. Jeden Abend setzte sich der Stationsarzt auf meinen Tisch und diktierte mir, welche Operationen er an dem Tag durchgeführt hatte, welche Komplikationen es gab, etc. Die Zusammenfassung wurde Herrn Prof. Fuchs vorgelegt, der, wenn vorhanden, Fehler verbesserte. Jeden Morgen setzten sich alle Kollegen zusammen und besprachen die Neuaufnahmen, die Komplikationen des Tages (z.B. bei frisch operierten Patienten), Neuanschaffungen an Geräten oder Instrumenten usw. So ein riesiges Unternehmen war für mich neu.

Der erste Schnee

Irgendwann Ende Oktober war es dann soweit: in dichten Flocken fiel der erste Schnee! Nie zuvor hatte ich eine so weite schneebedeckte Fläche gesehen. Besonders eine kleine Ortschaft in unserer Nähe sah wunderschön aus unter der dicken Schneedecke – vor allem nachts, wenn der Schnee im Mondlicht glänzte, hatte er etwas Faszinierendes für mich. Den Schnee mit den Händen zu berühren, Schneebälle zu formen und zu werfen – und natürlich auch abzubekommen (!), das war ein bisher unbekanntes Vergnügen. Ich liebte das Knirschen des Schnees unter den Stiefeln – die ich auch zuvor noch nie getragen hatte.

Hier fällt mir eine kleine Anekdote ein: Auch in Südamerika gibt es Schnee, besonders in Ecuador, jedoch nur in großer Höhe, auf den riesigen Vulkanen wie z.B. dem Chimborazo (6.310 m über dem Meeresspiegel). Dort hatte ich schon auf zwei Bergen Erfahrung mit Schnee gemacht. Einer davon war »El Corazón«, zu deutsch »Das Herz« (ca. 4.800 m).

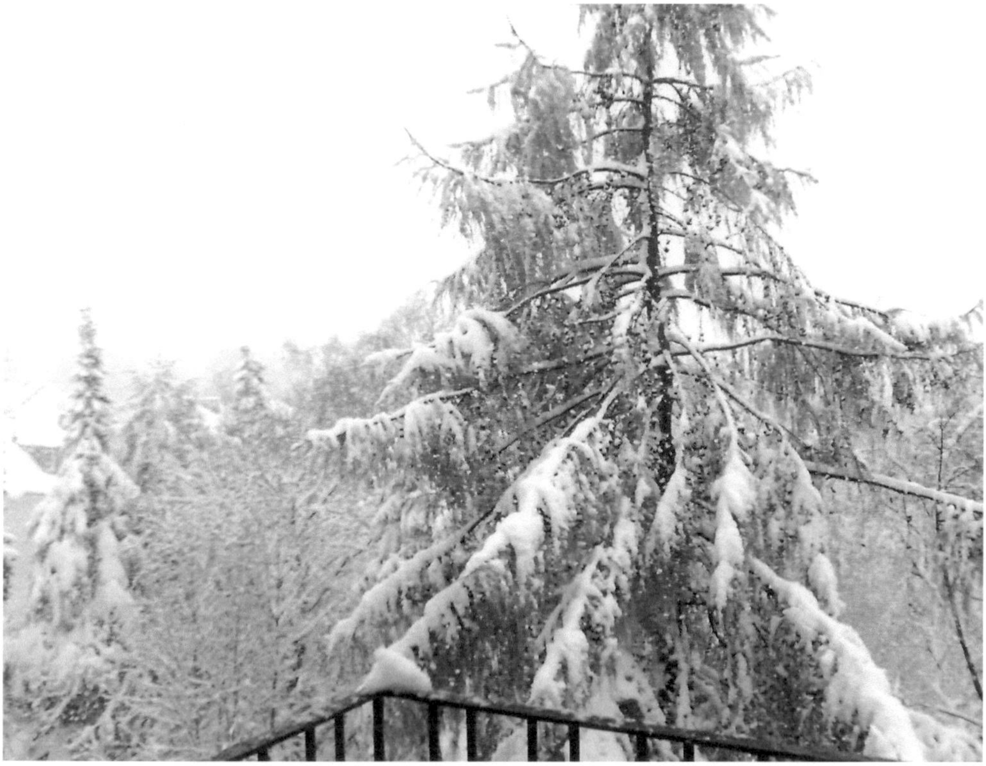

Ich war nicht älter als 16, als ich, zusammen mit ein paar guten Freunden, zur »Herz«-Besteigung aufbrach. Vor dem Aufstieg mussten wir eine Nacht am Fuße des Berges biwakieren. Es war bitterkalt, und wir hatten damals noch keine kälteerprobten Schlafsäcke wie heute, sondern nur ein paar Kleidungsstücke und vielleicht eine Wolldecke zum Zudecken. So erwachten wir am nächsten Morgen schlotternd vor Kälte. Mit klammen Gliedern wollten wir gerade aus dem Zelt steigen, um Schnee zum Frühstück zu holen; geschmolzen, gekocht und mit Zucker gesüßt sollte er uns ein wenig aufwärmen. Doch wir erschraken nicht schlecht: unser Zelt war umringt von einer Herde Kühe und wilder Stiere, die uns in Angst und Schrecken versetzten. Was tun? Nur nicht die Stiere reizen! Wir warteten eine Weile – nun auch noch vor Angst schlotternd – und atmeten erleichtert auf, als die Tiere, die uns wohl nur neugierig betrachtet hatten, nach einiger Zeit das Interesse verloren und weitertrotteten.

Mein erstes Weihnachtsfest in Deutschland

Nach drei bis vier Monaten in meinem neuen Umfeld hatte ich mich so weit eingewöhnt, dass ich viel von den Unterhaltungen verstand und in einzelnen Worten auf Fragen antworten konnte. Mein erstes Weihnachtsfest in Deutschland rückte immer näher und damit auch der erste Geburtstag unseres Söhnchens Dominik, am 28. Dezember 1969. Fasziniert beobachtete ich die Vorbereitungen in der Adventszeit: die Frauen dekorierten Haus und Fenster, banden einen großen Adventskranz mit Schleifen und vier dicken Kerzen, der im Wohnzimmer aufgestellt wurde und den ganzen Raum mit Tannenduft erfüllte. Dazu gesellte sich noch ein weiterer köstlicher Duft aus der Küche, wo die Oma und Elisabeth Plätzchen backten, die dann an den Adventssonntagen mit der ganzen Familie zum Kaffee geknabbert wurden. In der Adventszeit wurde auch viel gebastelt, besonders später mit den Kindern.

Der Höhepunkt des Weihnachtsfestes war natürlich der Heilige Abend

Das liebevolle Schmücken des Tannenbaums gefiel mir. Gegen Mittag wurde der Baum hereingebracht, mit Wasser versorgt und dann rundum mit echten Kerzen, bunten Kugeln, Sternen und Lametta behängt. Als dann die Lichter aufgesteckt waren, sah der Baum traumhaft schön aus. Als er an seinem Platz stand, versammelte sich die ganze Familie um ihn herum. Opa Fridolin oder Peter, der älteste Sohn, begannen nun auf dem Klavier Weihnachtslieder zu spielen, und alle, auch die Kinder, sangen andächtig mit. Danach las der Opa die Weihnachtsgeschichte aus der Bibel vor, und die Kinder fieberten mit roten Ohren dem großen Moment entgegen: der Bescherung. Als das Glöckchen klingelte, öffnete sich die Tür zum Weihnachtszimmer – da stand der Baum in seiner ganzen Pracht, die Kerzen brannten und verbreiteten eine heimelige und zugleich festliche Stimmung, und unter dem Baum lagen die Päckchen mit den liebevoll ausgesuchten oder selbst gebastelten Weihnachtsgeschenken. Die Kinder strahlten, und die Freude war bei allen Beschenkten riesengroß.

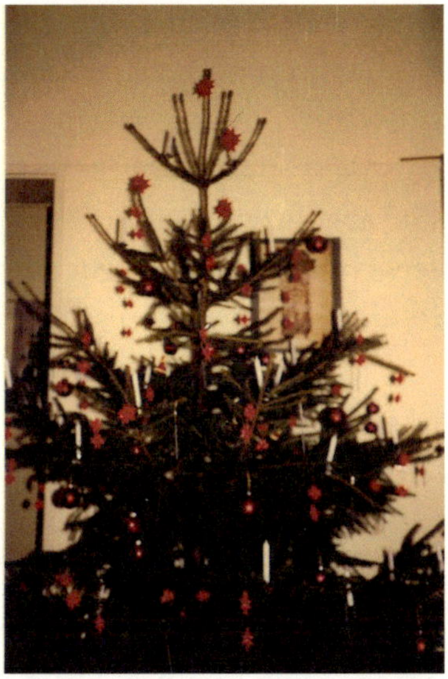

Nach der Bescherung, nachdem alle Geschenke gebührend bewundert und ausprobiert worden waren, setzte sich die ganze Familie gemeinsam zum Essen an die festlich gedeckte Tafel: es gab Bratwürste mit Sauerkraut und Kümmelbrot; so war es in der Familie Strasser seit Jahren Tradition. Zum krönenden Abschluss des Heiligen Abends machte sich die ganze Familie – mit Ausnahme der kleinen Kinder – auf den Weg zur Kirche, zur Mitternachtsmette.

Die deutsche Art, Weihnachten zu feiern, war mir völlig neu. In Südamerika gibt es keine Bescherung wie in Deutschland. Dort ist Weihnachten ganz einfach ein Fest, bei dem alle fröhlich sind und gemeinsam dem lieben Gott danken. Am 24. Dezember trifft sich das Volk auf der Straße und die Menschen strömen von einer Kirche zur anderen, um die Krippen zu besichtigen. Zu unterschiedlichen Zeiten finden in den verschiedenen Kirchen Messen statt. Am späten Nachmittag löst sich das Gedränge in den Straßen auf, und um Mitternacht geht die Familie, dann auch im engen Familienkreis, zur Mitternachtsmette. Danach gibt es dann ein üppiges Mahl und die Menschen essen, trinken, lachen und unterhalten sich.

Während es in Südamerika zu Weihnachten volkstümlich, fast wie auf einem Volksfest, zugeht, feiert man in Deutschland ruhig und ausschließlich im engsten Familienkreis. Hier ist das Fest »besinnlich«, geprägt von guter Musik, schönen Erinnerungen, man schaut Bilder an oder lauscht Erzählungen; es werden CDs, Noten oder Bücher geschenkt, alles, was die Kinder, Eltern oder Großeltern sich wünschen. Was für mich neu war, ist, dass es nicht nur ein Geschenk gibt, sondern dass jeder jedem etwas schenkt. Bei 12 Personen erhält so jeder 11 Geschenke. Das war für mich kaum nachvollziehbar.

So musste ich mich innerhalb weniger Monate auf ein völlig neues Leben einstellen. Es war wie ein Purzelbaum, verschiedene Situationen des Lebens waren mir damals unklar, teilweise nicht verständlich, sind aber inzwischen zur Normalität geworden. Aus meiner jetzigen Sicht kann ich nur sagen, hier ist alles sehr gut durchdacht und organisiert, und das Weihnachtsfest wie es hierzulande gefeiert wird gefällt mir inzwischen sehr gut.

Unbekannte Osterbräuche

Das zweite große Fest, das ich in Deutschland erlebte, war das Osterfest. Die Osterbräuche variieren in den einzelnen Gegenden und Familien. Elisabeth erzählt, wie Ostern in der Familie Strasser gefeiert wurde:

»Von Aschermittwoch bis Karsamstag war Fastenzeit, wo absolutes Süßigkeitenverbot herrschte. So sammelten wir Kinder vorher alle Bonbons und Schokoladen in einem Einmachglas, das dann am Karsamstagabend erwartungsvoll geöffnet wurde. Dann aßen wir die aufgesparten Süßigkeiten bis zum Schlechtwerden. In der Fastenzeit gab es nur am Sonntag Fleisch zu essen. Der Karfreitag war ein totaler Fastentag; nur mittags gab es eine einfache gebrannte Mehlsuppe. Am Nachmittag wurden dann in der Küche die Eier gefärbt. Am Ostersonntag, noch vor dem Hochamt, suchten wir Kinder die Ostereier – bei schönem Wetter waren sie im Garten versteckt. Wie zu Weihnachten freuten sich auch zu Ostern die Kinder auf den Besuch der Großeltern, es gab leckeres Essen mit gutem Wein, es wurde viel geredet, gescherzt und gelacht.«

Mein Eindruck von den Menschen in Deutschland

Zuerst einmal stellte ich fest, dass in Deutschland alle Menschen im Vergleich zu mir groß bis riesig und kräftig gebaut waren. Daran musste ich mich zuerst gewöhnen. Es gab wohl keinen erwachsenen Deutschen in meiner Größe (s. Kapitel »Der erste Mantel«). Dazu tragen wohl auch die gute, vitaminreiche Ernährung und die medizinische Versorgung bei, die in den Entwicklungsländern nicht unbedingt gegeben sind. Die Menschen waren gesprächsbereit. Die Familie Strasser war sehr religiös, was ich von zu Hause so nicht kannte. Ich glaubte zwar an den lieben Gott, aber in Elisabeths Familie gab es zwei Pfarrer und auch die anderen waren stark von ihrem Glauben geprägt. Die Menschen außerhalb der Familie bemühten sich stets, sich mir von ihrer besten Seite zu zeigen. Wahrscheinlich habe ich einfach Glück gehabt mit der Familie und mit meiner Frau. Auch ist mir noch nie einer dieser sog. »gehässigen Deutschen« begegnet, oder sie haben sich mir gegenüber nicht so verhalten. Alle waren nett, zuvorkommend und freundlich. Der größte Teil war ganz offen und großzügig. Ich habe den Menschen auch immer meine Zeit geschenkt. Nach anfänglichen Schwierigkeiten mit der Sprache klappte die Verständigung mit der Zeit immer besser.

Anpassung an das neue Leben in Deutschland

Ich werde manchmal gefragt, ob es mir schwer gefallen ist, mich als Ecuadorianer in Deutschland einzugewöhnen. Dazu möchte ich Folgendes sagen:

Jedes Land und jedes Volk hat seine Besonderheiten, und wie jeder, der zum ersten Mal in ein fremdes, unbekanntes Land kommt, fühlte ich mich zunächst einmal verunsichert. Man bedenke, dass ich aus allem, was ich bisher gewohnt war und was mir Sicherheit gegeben hatte, herausgerissen war: das rauere Klima, die Landschaft ohne Berge, selbst die Luft (ich war Höhenluft gewohnt), die fremde Sprache, die andere Mentalität, das Sozialverhalten der Menschen, ihre Sitten und Gebräuche, das Essen, die Lebensweise und -umstände, kurzum, alles war ungewohnt und es galt, mich an die neuen Verhältnisse anzupassen.

Vor allem galt es die folgenden drei Probleme zu meistern: die Art der Menschen, die Sprachbarriere und die fremden gesellschaftlichen Normen und Umgangsformen.

Die Reaktion der Menschen in Deutschland empfand ich als positiv, sie konnte aber auch, wie ich aus der Erfahrung anderer weiß, abweisend bis aggressiv gegenüber Ausländern sein. Dies war bei mir zum Glück nie der Fall. Jedermann war sehr freundlich zu mir, und Elisabeths Familie, deren Freunde und Bekannte waren sogar äußerst entgegenkommend und nett.

Das Schwierigste war für mich, dass ich am Anfang der deutschen Sprache nicht mächtig war. Wer nicht sprechen kann, ist wie ein Blinder, der eine wunderschöne Landschaft vor Augen hat, sie aber nicht sehen kann. Die Kommunikation fehlt, er hat keine Verbindung zu den Bäumen usw. So kann der »Sprachlose« sich nur an den Gesichtern, Gesten oder der Kleidung orientieren, aber er kann weder ein Gespräch verstehen noch antworten oder Stellung nehmen. Er ist völlig hilflos und auf die Hilfe anderer angewiesen. Diese Situation ist schwer zu beschreiben. Obwohl die Menschen nett zu mir waren, fühlte ich mich unwohl oder reagierte falsch, weil ich überhaupt nicht verstand, was sie meinten. Es hat bestimmt 3-4 Monate gedauert, bis es mit der Verständigung besser klappte, d.h., bis ich in einzelnen Worten antworten konnte. Ganze Sätze folgten später.

Als ich es schließlich geschafft hatte, die Sprache einigermaßen zu beherrschen, stand ich vor dem nächsten Problem: der Gesellschaft. Ich trat ja nicht nur in Kontakt mit den Menschen, sondern es gab gesellschaftliche Normen und Verhaltensregeln, die sich von denen in Ecuador oder Südamerika im Allgemeinen stark unterschieden. Dies führte automatisch zu einem Konflikt, denn es gab Dinge, die ich verstand und andere, die mir – trotz meiner inzwischen gesammelten Erfahrung – unverständlich blieben. Andererseits gibt es auch wieder Regeln, die überall ähnlich sind. Wer allerdings über längere Zeit hier leben möchte, muss sich auf die Situation einstellen, die er vorfindet, denn sonst hat er in der Zukunft keine Chance. Man muss klar sehen, dass die Situation in Ecuador völlig anders ist als hier, und zwar nicht nur in wirtschaftlicher Hinsicht, sondern Ecuador liegt in seiner ganzen Entwicklung um mindestens 40-50 Jahre hinter Deutschland zurück. So kam ich plötzlich in eine andere Welt. Ein Beispiel ist das Fahren auf der Autobahn mit all den Hinweisschildern. So etwas gibt es in Ecuador gar nicht. Man fährt z.B. die »Panamerikana« entlang und findet vielleicht alle 20 oder50 km ein Schild. In einer deutschen Stadt ist alles beschildert, was am Anfang sehr verwirrend für mich war. Hier ist es unvorstellbar, dass ein Dorf kein Ortsein- oder – Ausgangsschild hat. In Ecuador muss man u.U. anhalten und die Einwohner nach dem Weg fragen. Das ist nicht überall so, aber es ist ein typisches Beispiel.

Kaum hatte ich die ersten drei Probleme bewältigt, kam das vierte auf mich zu: die Eingliederung in mein Arbeitsumfeld. Auch die Arbeitsgruppe hat bestimmte Regeln, die sich von denen in Ecuador und anderen Ländern unterscheiden. Sie ist in Deutschland nicht nur besser durchorganisiert, sondern auch das Verhalten der Kollegen untereinander ist anders. Das musste ich mir von vornherein einprägen. Wer plötzlich aus Ecuador an eine deutsche Universitätsklinik kommt, findet eine völlig andere Struktur vor. Ein typisches Beispiel ist Tübingen, wo die Professoren ganz leger gekleidet sind, ohne Krawatte, mit normalen Schuhen, sie kommen mit dem Fahrrad zur Arbeit, unterhalten sich ganz normal mit den Studenten, alle essen und feiern sogar zusammen. Wenn es allerdings um die Arbeit geht, sieht die Sache anders aus. In Deutschland trennt man zwischen Arbeit und Privatleben, nach dem Motto: »Arbeit ist Arbeit und Spiel ist Spiel.« Das war für mich völlig neu, und wenn ich hier überleben wollte, musste ich es akzeptieren. Diese vierte Phase der Anpassung an die Arbeit war außerordentlich wichtig, denn die Arbeit ist der einzige Weg, um seine Familie zu ernähren. Ohne Arbeit kein Brot. Entweder leistest du gute Arbeit, dann wirst du hier in Deutschland anerkannt; zeigst du aber schlechte Leistungen, wird dir automatisch die Anerkennung verweigert. Das weiß ich schon aus eigener Erfahrung aus Tübingen oder anderen Kliniken. Die Situation ist noch etwas verschoben. Die Dinge hängen nicht nur von der Qualität der Arbeit ab, sondern auch von Beziehungen. Wer einen Freund oder Bekannten am richtigen Platz hat, wird möglicherweise schneller eingegliedert. So bedauerlich es ist, die »Mauschelei« gibt es auch in Deutschland, allerdings nicht in so hohem Maße wie in Ecuador. Das liegt einfach an der Rückständigkeit des Landes bis heute. Man muss ganz offen sagen, dass die wichtigsten Posten hier in Deutschland auch aus politischen Gründen vergeben werden. Zum Beispiel bei der Besetzung von Beamtenstellen muss man schon das »richtige« Parteibuch zeigen, sonst hat man keine Chance, die Stelle zu bekommen.

An den Universitäten hier in Deutschland macht sich die Ellenbogengesellschaft deutlich bemerkbar; das bedeutet, man wird so geprägt, nicht nur von den Lehrern gefordert, sondern auch von den Kollegen. Auch sie wollen sich durchsetzen, und es entsteht ein Wettbewerb, was nicht unbedingt negativ sein muss, aber dieser Wettbewerb kann die ganze Gruppe in Konflikte bringen.

Ein Beispiel:

Zwei oder drei Kollegen arbeiten zusammen und können gemeinsam eine wissenschaftliche Arbeit gut vorantreiben; irgendwann kann es aber sein, dass zwei von ihnen an der gleichen Aufgabe interessiert sind. Dann heißt es Ellenbogen zeigen. Nach dem Darwinschen Prinzip gibt es nur eines: es überlebt derjenige, der klüger, vernünftiger, intelligenter o.ä. ist und sich besser durchsetzen kann. Der andere unterliegt und muss mit seiner Niederlage fertig werden. Die Situation ist noch schlimmer, wenn die Studenten, die sich durchsetzen wollen, versuchen, von den Lehrern Unterstützung zu bekommen, oder wenn ein Lehrer Unterschiede macht zwischen den einzelnen Studenten. Dann entsteht ein Chaos. Der Lehrer muss unbedingt unparteiisch sein. Er soll objektiv entscheiden, welcher von den zwei oder drei Bewerbern der Bessere für die angestrebte Aufgabe ist und niemanden von vornherein favorisieren oder diskriminieren.

Nach der Kritik möchte ich aber etwas Positives hier in Deutschland hervorheben: wenn außerhalb der Arbeit eine Feier stattfindet, fallen alle diese Vorgänge weg. Dann geht es demokratisch zu. Du kannst mit deinen Lehrern, Vorgesetzten und Kollegen in einer friedlichen Atmosphäre sprechen, auch wenn du vorher, während der Arbeit, Diskrepanzen mit ihnen hattest. Man redet miteinander und es fällt auf, dass die Demokratie in dieser Gesellschaft von enormer Wichtigkeit ist. Der demokratische Umgang, der manchmal durch private Interessen etwas leidet, ist quasi ein Muss für die Entwicklung der Wissenschaft an den Universitäten und in den Kliniken

Ausbildungszeit zum Kinderarzt

Da ich Kinderfacharzt werden wollte, verließ ich nach sechs Monaten meine erste Stelle in Göppingen und wechselte im Frühjahr 1970 zur Universitäts-Kinderklinik in Ulm, wo ich zuerst einmal drei Monate lang unentgeltlich mit hoch qualifizierten Wissenschaftlern arbeitete. Das Ausbildungssystem an den deutschen Universitäten war etwas völlig Neues für mich. Die Leiter der Ulmer Uni-Kinderklinik hatten bereits an berühmten Universitäten in den USA auf verschiedenen Fachgebieten die Masterausbildung gemacht, so dass ich mir hier eine Reihe Kenntnisse von wissenschaftlicher Bedeutung aneignen konnte. An dieser Uni waren schon Entdeckungen gemacht worden, die später in der ganzen Welt bekannt wurden, wie z.B. die Erkennung des Hämoglobins (fetales Hb) bei Kindern. In den drei Monaten in Ulm fühlte ich mich sehr gut aufgehoben, die Arbeit war sehr positiv und konstruktiv. In dieser Zeit bewarb ich mich weiter an verschiedenen Universitäten der BRD und bekam schließlich mit etwas Glück eine Stelle an der Kinderklinik der Uni Tübingen unter der Leitung von Prof. Jürgen Bierich, einer weltbekannten Kapazität. Den Erfolg meiner Bewerbung um diese Stelle verdanke ich einem Zufall, und mein Aufenthalt in Tübingen gehört zu den schönsten Zeiten, die ich hier in der BRD erlebt habe.

Eine schicksalhafte Begegnung

Zusammen mit Elisabeth war ich zum Vorstellungsgespräch bei Herrn Prof. Bierich angereist. Es ging um die Stelle eines wissenschaftlichen Assistenten an der Uni Tübingen. Im Wartezimmer saß bereits eine sehr hübsche junge Dame neben einem großen, blonden Herrn mit blauen Augen. Als dieser hörte, dass wir uns auf Spanisch unterhielten, horchte er auf und fragte, aus welchem Land ich käme. Er war ein Kosmopolit, streckte mir die Hand entgegen u. sagte: »Oh, Quito, dort verbringe ich oft meinen Urlaub, und ich habe so viele Freunde dort!« In diesem Moment wurde er mit der jungen Dame zu Prof. Bierich hinein gebeten. Die Unterhaltung dauerte eine halbe Stunde – ich wusste nichts über den Inhalt ihres Gesprächs mit dem Professor. Beim Hinausgehen kam der nette Herr noch einmal auf mich zu und sagte: »Herr Tacuri, ich wünsche Ihnen für Ihre ganze Zukunft alles Gute, viel Erfolg u. auf Wiedersehen.« Dann wurden wir hereingerufen. Prof. Bierich nahm uns sehr freundlich auf. Elisabeth hatte in ihrer Jugend schon als Kinderkrankenschwester in der Uniklinik Tübingen gearbeitet, was sicher dazu beigetragen hat, dass ich die Stelle bekam. Plötzlich zeigte Prof. Bierich auf einen Stapel Briefe auf dem Tisch und sagte: »das sind alles Bewerbungen, aber Ihre Papiere sind gut, ich habe mich für Sie entschieden. Ich glaube, wir können gut miteinander arbeiten.« Mehr sagte er mir nicht. Als ich 2 ½ Jahre später die Klinik verlassen musste, wollte ich mich von Prof. Bierich verabschieden. Bei der Gelegenheit fragte er mich: »Dr. Tacuri, erinnern Sie sich noch an den großen Herrn, der am Tag Ihres Vorstellungstermins mit seiner Tochter mit Ihnen im Wartezimmer saß?« Ich bejahte. »Das war Jürgen Ponto, einer der einflussreichsten Männer der Welt, der Chef der Dresdner Bank für die gesamte BRD. Er hat für Sie ein gutes Wort eingelegt, und da wir sehr gut befreundet sind, habe ich Sie damals vorgezogen.« Ich war entrüstet und fühlte mich gleichzeitig gekränkt. »Warum haben Sie mir das nicht sofort gesagt?« entfuhr es mir. Er erwiderte: »Nein, das tut man hier in Deutschland nicht.«

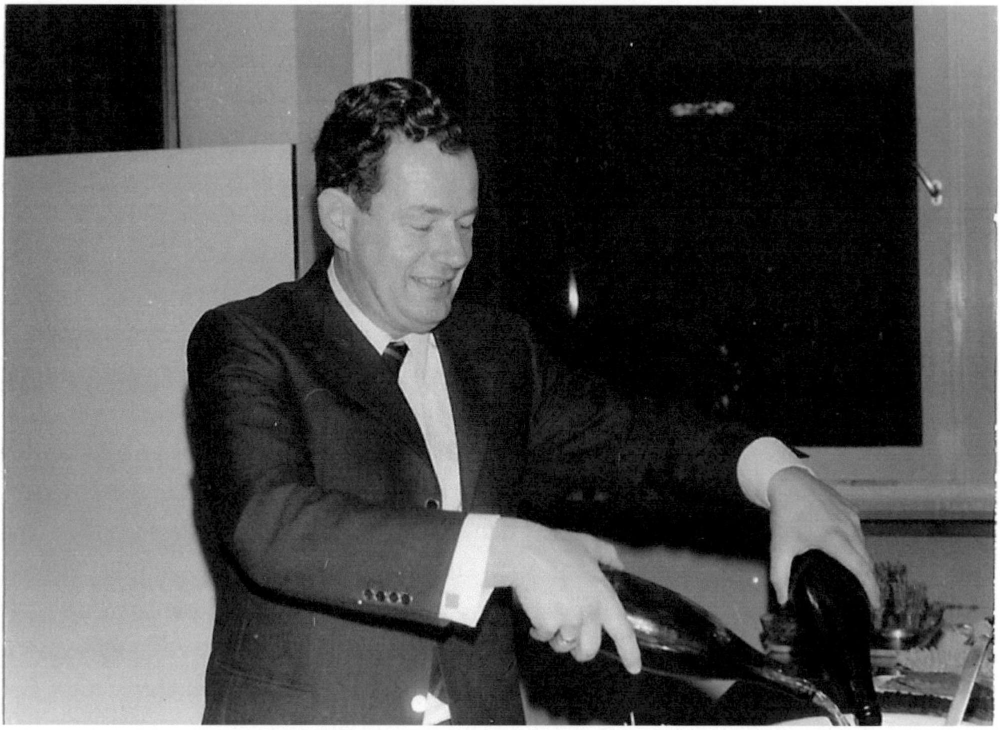

So aufgeklärt schrieb ich Herrn Ponto zu Weihnachten 1973 einen Brief, in dem ich mich dafür bedankte, dass er sich damals für mich eingesetzt hatte. Prompt kam die Antwort, es sei für ihn eine Selbstverständlichkeit gewesen, jemanden zu unterstützen, der aus einem so wunderschönen Land komme, zumal meine Bewerbungsunterlagen auch gut waren. Später in Solingen war ich erschüttert zu erfahren, dass Jürgen Ponto, dieser großartige, weltoffene Mann, von der Bader-Meinhof-Gruppe ermordet worden war. So groß war die Erschütterung, dass mir bei der Todesnachricht die Tränen kamen. Wie war es möglich, dass so ein Mann auf derart miserable Weise getötet wurde! Ich glaube, das war eine der ergreifendsten Geschichten, die ich je erlebt habe.

Meine Zeit an der Uniklinik Tübingen, 1970 – 73

Die 2 ½ Jahre, die ich an der Uniklinik Tübingen tätig war, möchte ich wie folgt zusammenfassen:

Tübingen hatte zu diesem Zeitpunkt einen besonderen Ruf als Universitätsstadt erlangt, nicht zuletzt wegen des hohen Standards der Wissenschaft an den einzelnen Fakultäten. Die Uniklinik arbeitete mit ca. acht Kinderabteilungen (z.B. Dermatologie, Röntgenabteilung usw.) von anderen Kliniken zusammen, was ich aus Ecuador nicht kannte. Das, was uns die Lehrer hier weitergaben, waren wirkliche Innovationen im medizinischen Bereich. Hier wurden zum ersten Mal Frühchen beatmet. Wo lagen die Grenzwerte für die Beatmung von Frühchen? Welche Voraussetzungen waren dafür erforderlich? Diese Problematik wurde nicht nur in Tübingen diskutiert. So wurden wir auf verschiedene Veranstaltungen eingeladen. Ich selber war zweimal in Berlin und wusste deshalb, dass Berlin auf dem Gebiet der Frühgeborenen-Beatmung führend war. Die Arbeit auf der Intensivstation erfüllte mich mit großer Zufriedenheit. Unsere Lehrer, Oberärzte und alle Stationsärzte arbeiteten mit großem Eifer, und so konnten wir die Ergebnisse bald in Form von wissenschaftlichen Arbeiten veröffentlichen. Auch von mir war etwas dabei.

Alle Kollegen an der Tübinger Uniklinik waren richtige Kameraden und die Zusammenarbeit der einzelnen Abteilungen war hervorragend. Wenn jemand wegen einer wissenschaftlichen Arbeit nicht einsatzbereit war, sprang sofort der nächste Kollege ein. Dieses gute Miteinander wirkte sich auf die Qualität der Arbeitsergebnisse aus. Alle Kollegen, Oberärzte und Professoren betrachteten sich als ein Team. Das Tollste war der freundliche Umgangston aller Mitarbeiter untereinander. Darüber hinaus ist zu erwähnen, dass wir uns, ungeachtet unseres Wissensstands, auch privat oder in der Gruppe trafen, um zu feiern, zu lachen und zu trinken. Dabei wurde natürlich auch über unsere Lehrer gewitzelt. Die wussten aber, dass dies nicht böse gemeint war und wir ihnen auf keinen Fall schaden wollten. Mit mehreren Kollegen waren wir auch privat befreundet, und aus dieser Gruppe Menschen gingen interessante und herausragende Persönlichkeiten hervor, die danach in sechs verschiedenen Universitäten der BRD tätig waren, sei es im kardiologischen, humangenetischen, Stoffwechsel-, kinderklinischen oder intensivmedizinischen Bereich. Das hat mich auf meine Zukunft hier in Deutschland richtig eingestimmt und glücklich gemacht. Zu erwähnen sind noch zwei der Kollegen aus meiner Generation, die durch

Fleiß so viel Wissen erworben haben, dass sie quasi weltbekannt wurden, und zwar Prof. Majewski und Prof. Niessen.

Später in Solingen ermöglichten mir die in Tübingen gewonnenen Erkenntnisse, den Bau einer Kinder-Intensivstation am Klinikum Solingen mitzugestalten.

In der Kinderklinik Tübingen passierten noch andere Dinge. Ich hatte das Glück, einen guten Oberarzt zu haben, Prof. Albrecht Kossel. Er war ca. 57 Jahre alt und sah aus wie ein 70-75jähriger. Als ich meine Arbeit dort aufnahm, kam er mit einem Pädiatrie-Buch in spanischer Sprache auf mich zu, das er mir mitgebracht hatte. Dabei kannte er mich doch gar nicht! Von ihm selbst habe ich später erfahren, dass er im Krieg in russischer Gefangenschaft in Sibirien gewesen war – er kam zurück als gebrochener Mann. Und doch habe ich selten einen so herzlichen Menschen gesehen. Er war wie ein Vater für mich. Eine sehr gute Erfahrung, und ich werde ihn immer in lieber Erinnerung behalten. Auch die anderen Kollegen, Oberärzte, Assistenzärzte, Medizinalassistenten und Laborärzte waren sehr freundlich zu mir, und ich kann wohl sagen, dass der Aufenthalt in der Uni Tübingen einer der Höhepunkte meines Berufslebens war. Ich lernte damals neue »typisch deutsche« Menschen kennen und begegnete zum ersten Mal jemandem, der die Gräuel des Krieges und der Gefangenschaft hatte miterleben müssen. Ich war erschüttert, als ich hörte, was damals geschehen war, besonders in Russland und Sibirien. Damit öffneten sich für mich ganz neue Wissenshorizonte. Wie konnte dieser Hitler so skrupellos und brutal sein, solche Grausamkeiten zu vollbringen und so viele Menschen zu töten?! Ich hatte mich schon vorher für die deutsche Geschichte interessiert, aber diese Begegnung machte mich richtig neugierig. So begann ich, ältere Menschen, mit denen ich Kontakt hatte, zu fragen, was sie über die beiden Weltkriege 1914-18 und 1939-45 wussten und wie es dazu kommen konnte, um mir persönlich ein besseres Bild von der BRD machen zu können.

Ich glaube, die junge Generation hat gelernt, dass durch diese groben Fehler Unrecht an der ganzen Welt begangen wurde. Sie ist davon geprägt und hat für sich den demokratischen Weg gewählt. Alle Probleme des Lebens werden heute zur Diskussion gestellt und zum Schluss wird eine Sache entschieden oder diskutiert, bis eine Lösung gefunden ist, während in den beiden Weltkriegen dem Volk von oben diktiert wurde, was es zu tun und zu denken hatte.

In Tübingen kam es auch in unserem Familienleben zu einem Höhepunkt, denn am 17. August 1971 wurde unsere Tochter Veronika geboren!

Ein neuer Anfang in Solingen

Meine Zeit in der Uniklinik Tübingen verging wie im Fluge. Leider erhielt ich vom Kultusministerium Baden Württemberg keine Genehmigung, nach Ablauf der vereinbarten Zeit weiter dort zu arbeiten. So bewarb ich mich schweren Herzens an vielen anderen Kliniken um eine Stelle als Facharzt für Kinderkrankheiten. Und ich hatte wieder Glück: ich erhielt die Position eines Oberarztes in der Solinger Kinderklinik unter dem Chefarzt Dr. Harzheim. Das hatten wir nicht zu hoffen gewagt, denn damit hatte sich unsere Situation in jeder Hinsicht verbessert: zu dem Zeitpunkt war ich mit 32 Jahren der jüngste Oberarzt Deutschlands und stellvertretender Chefarzt. Das bedeutete für mich eine besondere Chance, meine Kraft für die neue Aufgabe einzusetzen.

Der Anfang hier in Solingen verlief nicht ohne Schwierigkeiten. Ich hatte mich zwar inzwischen schon an Deutschland gewöhnt und an die Arbeitsverhältnisse in Tübingen angepasst, aber in Solingen musste ich mich wieder umstellen: die Menschen waren anders und sprachen einen anderen Dialekt, sie reagierten anders als die Schwaben. Meine Frau war als »entwurzelte« Schwäbin natürlich traurig wegen des Umzugs, und wir waren anfangs entschlossen, spätestens nach einem Jahr wieder nach Süddeutschland zurückzukehren. Angesichts der enormen Unterstützung von Seiten der Stadt war das jedoch gar nicht nötig, und nach einigen Anpassungsschwierigkeiten fanden wir dann auch unseren Weg.

Die Stadt hatte uns eine großzügige Wohnung auf dem Klinikgelände zur Verfügung gestellt. Alle Bediensteten, sei es aus der Verwaltung, der Schreinerei, der Schlosserei, der Gärtnerei und selbst der Telefonzentrale halfen uns nach ihren Möglichkeiten. So blieb uns also nur der Weg, zu beweisen, dass auch wir gewillt waren, unser Bestes zu geben.

Eingliederung in ein neues Umfeld – gesellschaftliche Aspekte

Als wir nach Solingen zogen, hatten wir hier weder Verwandte noch Freunde und waren am Anfang völlig allein, nicht nur, weil wir neu in der Gegend waren, sondern zusätzlich durch die isolierte Lage unserer Wohnung auf dem Gelände des Klinikums. Die Isolation war also geografisch, zeitlich und örtlich bedingt. Schwieriger als für mich war es für Elisabeth, die sowieso nicht begeistert war, den Sprung von Süddeutschland hierher zu machen. Die Lage besserte sich etwas, als unsere Kinder in den Kindergarten kamen, denn dadurch entstanden freundschaftliche Beziehungen zu den Eltern, Kindern und Erzieherinnen. Noch bessere Möglichkeiten, Menschen kennen zu lernen, ergaben sich, als unsere Kinder in die Schule kamen, und so entstand allmählich unser Bekanntenkreis. Es hat bestimmt drei bis vier Jahre gedauert, bis wir aus der anfänglichen Isolation herausfanden. Am schlimmsten war, dass ich aufgrund meiner beruflichen Situation nicht jede Einladung annehmen konnte. Ich hatte praktisch jeden zweiten Tag »Hintergrunddienst«. Die Lage war ziemlich angespannt und ich war gezwungen mich anzupassen, obwohl ich mich innerlich dagegen wehrte. Trotz der anfänglichen Schwierigkeiten ist es uns gelungen, hier Fuß zu fassen.

Ein Mensch kann im Grunde nur frei sein, wenn er finanziell unabhängig ist. Dadurch hat er die Chance, sein Leben zu ordnen und einzurichten, wie es für seine Familie richtig ist. Eine Frau, zum Beispiel, ist so nicht abhängig von ihrem Mann oder seinem Einkommen. Die finanzielle Unabhängigkeit macht einen Menschen, glaube ich, nicht glücklicher – aber sie macht ihn sicher in seinen Reaktionen, verleiht ihm Selbstsicherheit. Die wirtschaftliche und kulturelle Selbstverwirklichung eines jeden Menschen ist von entscheidender Bedeutung, und es ist leider so, besonders in dieser Zeit, dass dies nicht immer gegeben ist. Es gibt z.Zt. sogar in Deutschland menschliche Schicksale, wo die Leute infolge dieser finanziellen Abhängigkeit, sei es von der Regierung oder von Firmen oder von Freunden, sich nicht entfalten können. Die Arbeitslosigkeit und die manchmal daraus folgende Armut wirken wie eine Bremse. Die finanzielle Unabhängigkeit sollte ein wichtiges Ziel im Leben sein. Ohne Wirtschaft und ohne Geld bewegt sich in dieser Welt gar nichts. Kulturell, vom Wissensstand und wirtschaftlich solltest du einen Standpunkt vertreten, und aufgrund dieses Standpunktes und deiner Persönlichkeit sollten die anderen dich akzeptieren.

Beschreibung des Solinger Klinikums zum Zeitpunkt meines Arbeitsantritts am 16. Juli 1973

Interessant war der Eingang zum alten Krankenhaus. Man ging durch ein gotisch anmutendes Spitzbogentor, und da saß auf der rechten Seite der Pförtner, der jeden unwahrscheinlich nett begrüßte, nicht nur uns, sondern auch die Patienten und alle Mitarbeiter. Wer die Genehmigung zum Betreten des Krankenhausgeländes erhalten hatte, konnte zuerst einmal die vielen schönen Blumen bewundern, die rundherum angepflanzt waren. Auf der rechten Seite befand sich das alte Gebäude 1, wo die gesamte chirurgische Abteilung untergebracht war, die damals nur aus einer einzigen Abteilung bestand. 1973 gab es noch keine Spezialisierungen. Das bedeutet, dass alle Chirurgen nur einen Chef hatten, den lieben Professor Major, eine sehr anerkannte und fachlich qualifizierte Persönlichkeit. Da gab es noch keine Fachabteilung für Unfallchirurgie, Urologie, Allgemeinchirurgie und Traumatologie wie heute. Es war einfach die Abteilung Chirurgie. Durch die universelle Ausbildung, die Prof. Major genossen hatte, wurde diese große Abteilung im Laufe von 10 Jahren aufgeteilt in mehrere Unterabteilungen, mit ihren jeweiligen Fachleuten und Chefs. Dr. Fleischer, z.B., leitete die Unfallchirurgie.

Die klinische Abteilung lag im Hintergrund des Klinikgeländes. Dort standen drei große Gebäude, in denen die klinischen Abteilungen mit ihren Spezialisten untergebracht waren. Außer diesen drei Gebäuden gab es nichts. Der Garten stand voller Blumen und Bäume und gab den Blick frei auf das sog. »Haus in der Sonne«, ein gut erhaltenes weißes Gebäude gegenüber von der Stelle, wo sich heute die Dialyse befindet, das wunderschön leuchtete, wenn die Sonne darauf fiel. Auch unsere damalige Wohnung lag direkt an der Grenze zum Botanischen Garten.

Die Strukturen des Klinikums haben sich im Verlauf der letzten 30 Jahre stark verändert. Nach dem Abriss des ehemaligen Hauses 1 wurde 1975 das jetzige Haus 1 eingeweiht. Hier waren mehrere Abteilungen untergebracht, u.a. einige chirurgische Fachabteilungen.

Unsere Kinderklinik, die »alte MeKi« genannt, war etwas ganz besonderes, denn sie funktionierte wie ein Familienbetrieb und mutete fast privat an. Sie lag ziemlich weit entfernt von den anderen Abteilungen und bestand aus zwei kleinen Gebäuden: der Klinik selbst und der Infektionsabteilung. Letztere war dringend modernisierungsbedürftig. Dr. Harzheim, der damalige Leiter der Kinderklinik, hatte sich zwar darum bemüht, aber bisher war nichts passiert. Auch das Gebäude selbst war alt und besaß einen genau so altersschwachen Aufzug, der selbst beschloss, wann er funktionieren wollte. Aber er war auf jeden Fall besser als gar kein Aufzug. Außerdem gehörte ein großer Sandkasten dazu, wo sich die Kinder vergnügten wie in einer Familie. Im Garten konnte sich der Chef mit den Assistenzärzten unterhalten oder ein bisschen mit den Kindern spazieren gehen.

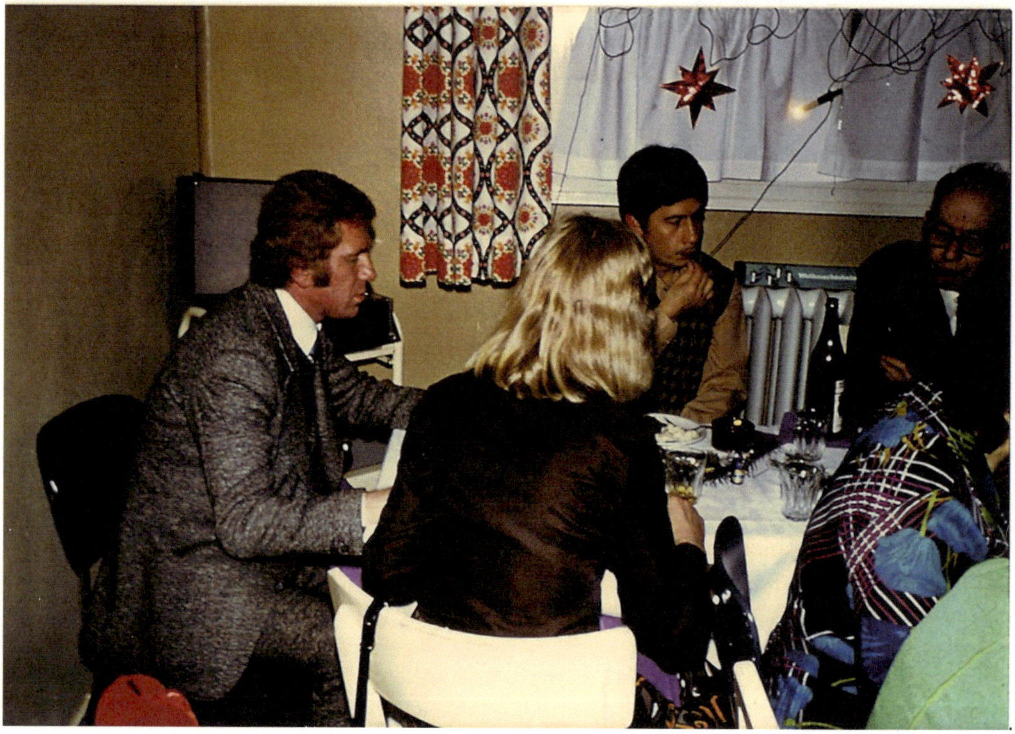

Das Traurigste aber waren nicht die alten Gebäude und Geräte, sondern die rückständige Versorgung der Kinder. Zum Beispiel Kinder mit einer Lebererkrankung (Hepatitis) mussten damals sechs bis acht Wochen im Krankenhaus liegen. Der Kontakt mit den Eltern fand nur durch eine Fensterscheibe statt, sehr primitiv – aus heutiger Sicht gesehen. Die armen Eltern mussten auch im Winter bei Regen und Kälte draußen vor der Scheibe stehen und sich durch Handzeichen mit ihren Kindern verständigen. Viele Kinder weinten, weil ihre Eltern sie nicht in die Arme nehmen und trösten konnten; ein sehr bedauerlicher und unterentwickelter Zustand, möchte ich noch einmal betonen. Auch die an Salmonellose und Typhus erkrankten Patienten, die vier bis sechs Wochen im Krankenhaus bleiben mussten, durften keinen Besuch empfangen. Ich war sprachlos angesichts so altmodischer Strukturen und Zustände wie man sie zu der Zeit nicht einmal in Südamerika antraf.

Der Durchbruch gelang jedoch erst 1976/77 mit der Wahl eines neuen Chefarztes: Dr. Breuer von der Universitätsklinik Düsseldorf. Nun versuchten wir beide gemeinsam, die Zustände zu verbessern. Zuerst einmal erhielten die Eltern das Recht, zu ihren Kindern hineinzugehen. Sie sollten nur einen frischen Kittel anziehen, die Hände waschen und zu viele Berührungen mit den Kindern vermeiden. Wir sahen keinen Grund, weshalb die Kinder nicht von ihren Eltern umarmt oder geküsst werden durften, und so hatten wir nichts dagegen.

Durch diesen fehlenden Körperkontakt waren sowohl bei den Kindern als auch bei den Eltern so viele Tränen geflossen, und in meinen Augen war das eine mangelhafte medizinische Versorgung für eine Kinderklinik und ungerecht gegenüber den Kindern, deren Genesung u.U. durch diese Isolierung viel länger dauerte. Ich gebe zu, dass bei sehr ansteckenden Krankheiten eine Isolierung erforderlich war, aber keine sechs Wochen lang. Das war barbarisch und für einen modernen Staat wie die Bundesrepublik Deutschland nicht mehr zu vertreten. Gott sei Dank ist es uns gelungen, diese Dinge so schnell wie möglich zu ändern. Dank der Zusammenarbeit mit dem Aktionskomitee »Kinder im Krankenhaus« konnten die Kinder nicht nur Besuch bekommen, sondern das Aktionskomitee verlangte auch eine Übernachtungsmöglichkeit für die Eltern bei ihren Kindern. Auch das gehört zum geschichtlichen Werdegang der Klinik. Es hat uns sehr viel Arbeit und Zeit gekostet, denn Frau Jäkel und ich, und manchmal auch Herr Dr. Breuer, mussten zu den verschiedenen Kinderhorten gehen, um dort mit den Kindern darüber zu reden, was für so einen Besuch im Krankenhaus erforderlich war: dass die Hände gewaschen und streng auf Sauberkeit geachtet werden müsse usw. Auf jeden Fall haben wir mit Begeisterung an dieser Reform mitgewirkt, und ich glaube, es ist uns gelungen, mehr Gerechtigkeit für die Kinder und ihre Eltern herzustellen, was das Aktionskomitee »Kinder im Krankenhaus« mit großem Dank quittierte.

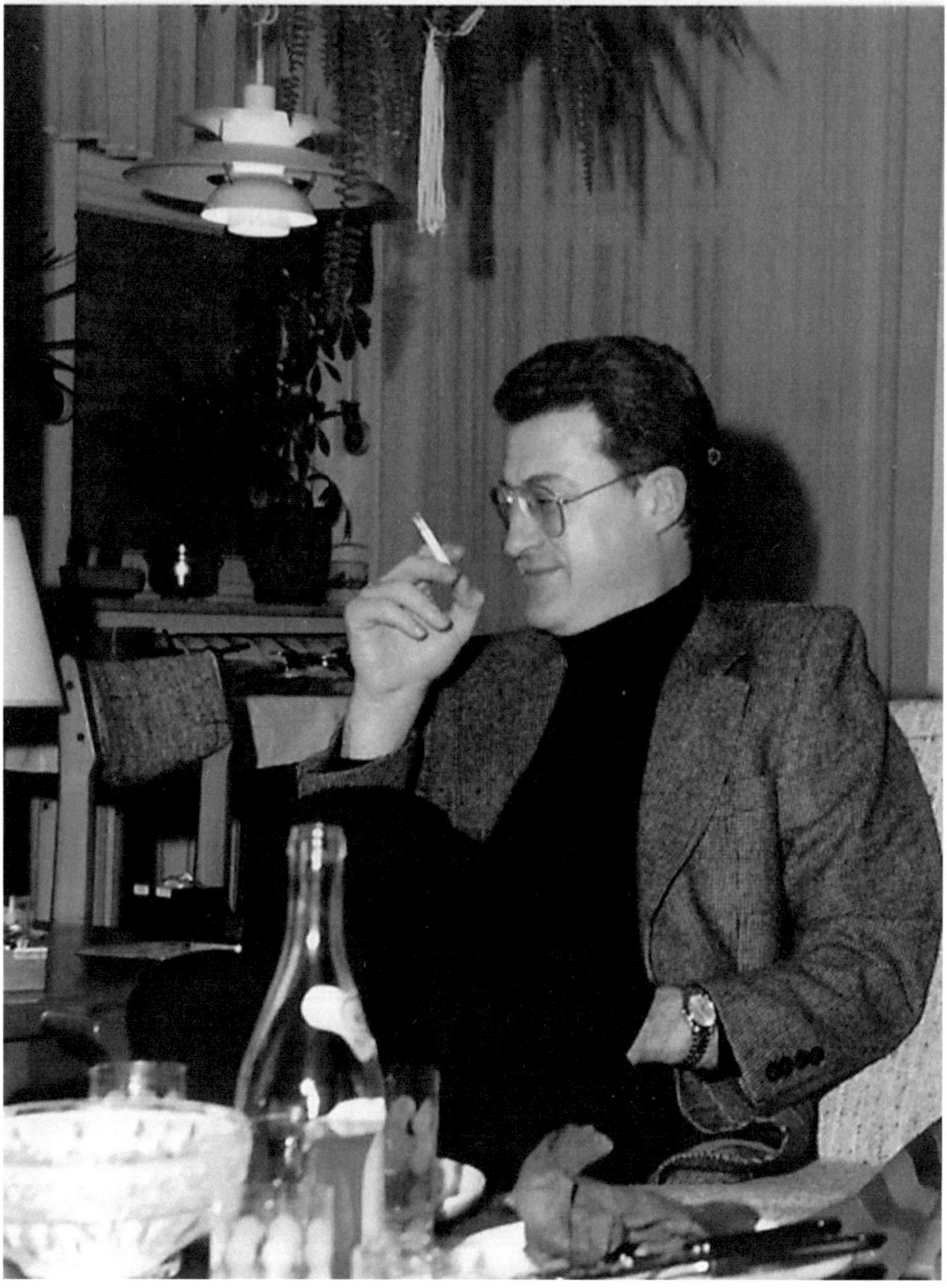

Dr. Breuer

Die erste Beatmung eines Frühgeborenen in der Solinger Kinderklinik

Man muss wissen, dass zu diesem Zeitpunkt (1973) hier in Solingen keine Möglichkeit bestand, ein zu früh geborenes Kind zu beatmen. Der ehemalige Chef der Kinderklinik, Dr. Harzheim, erklärte mir, dass jedes Frühgeborene mit einer Überlebenschance sofort nach der Geburt in eines der großen Zentren wie Köln, Düsseldorf, Essen oder Dortmund transportiert werden müsse, wo die Möglichkeit einer Beatmung bestehe.

Einige Monate nach meinem Arbeitsantritt war es dann soweit: ein Frühgeborenes kam zur Welt, ein sehr kleines Kind von ca. 900 g, soweit ich mich entsinnen kann – und das war die Gelegenheit für mich, Einsatz zu zeigen.

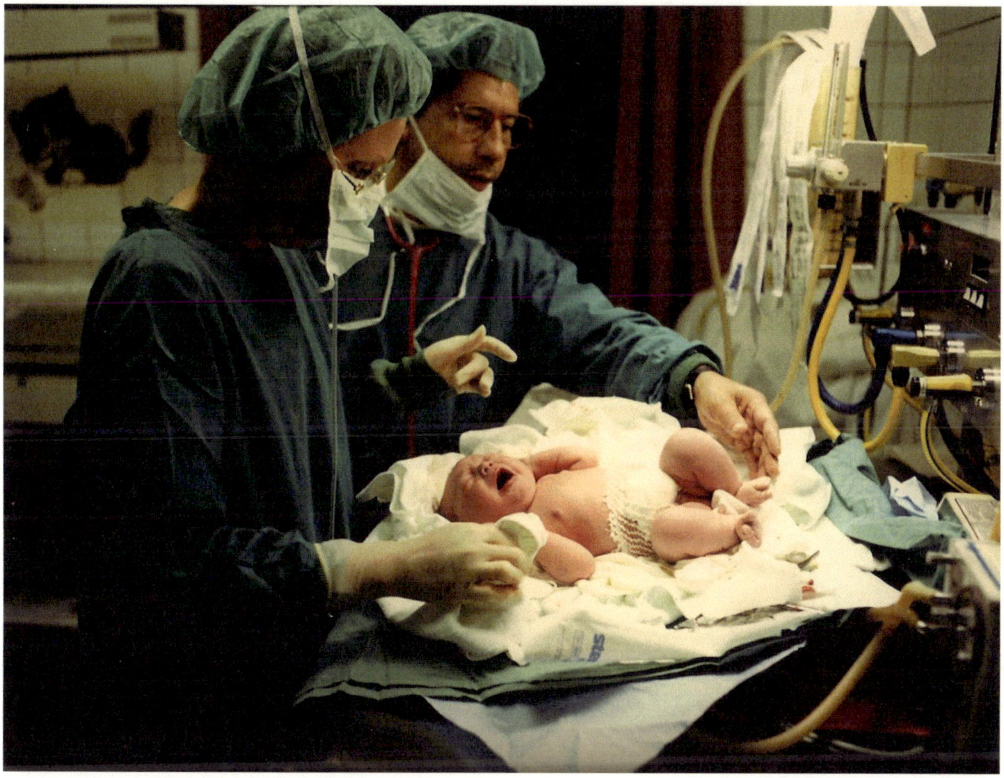

Die Anfänge der Intensivarbeit mit Frühgeborenen, 1973 - 1975

Da in der Kinderklinik kein Beatmungsgerät zur Verfügung stand, entwendete ich kurz entschlossen eines aus einer anderen Abteilung, für das zum Glück ein Anschluss vorhanden war. Ich verfuhr wie ich es in Tübingen gelernt hatte, und tatsächlich gelang es mir, die erste Beatmung eines Frühchens in Solingen erfolgreich durchzuführen. Das war für das Personal nicht nur großartig, sondern versetzte auch allen einen kleinen Schock, denn bisher hatte niemand gedacht, dass so etwas möglich wäre. Ich selbst war stolz und überglücklich, nun endlich meine theoretischen Kenntnisse in die Praxis umsetzen zu können. So nahm im Jahre 1973 unsere Intensivarbeit mit Kindern ihren Anfang.

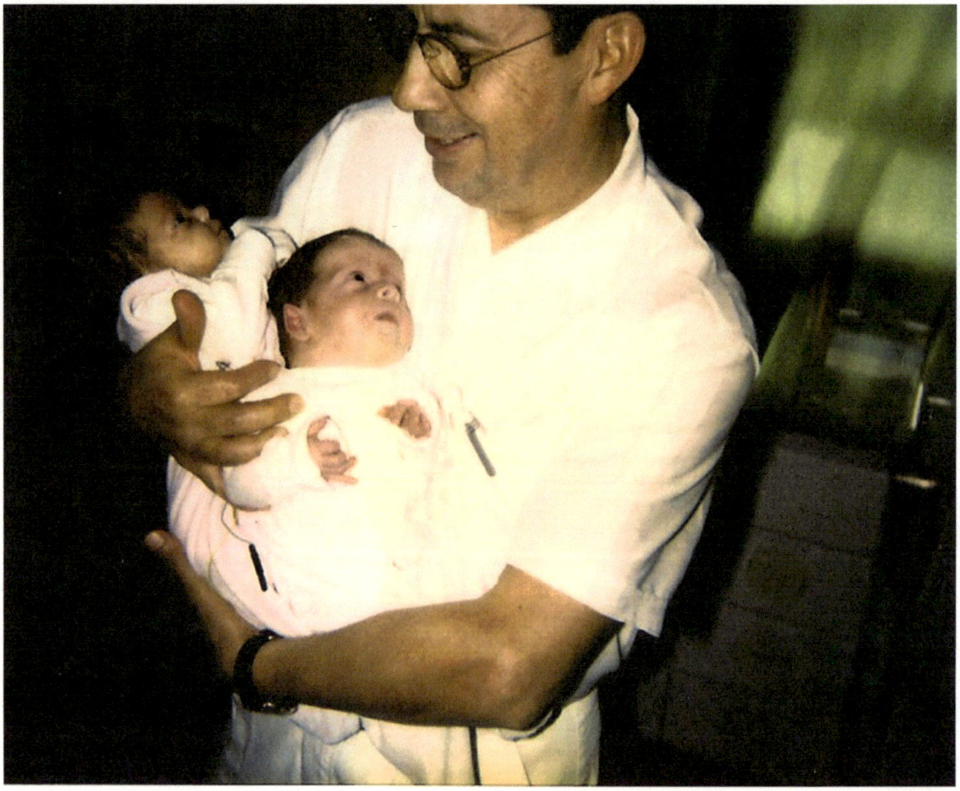

Da die Voraussetzungen für diese neue Technik ja noch fehlten, planten wir zuerst einmal die Einrichtung einer rudimentären Kinder-Intensivstation, was uns ca. zwei Jahre harter Arbeit kostete. Da der Chefarzt noch keine praktische Erfahrung mit der Beatmung von Frühchen hatte, musste ich, zumal wir ja gut erreichbar auf dem Klinikgelände wohnten, zu jeder Uhrzeit, einschließlich an Wochenenden und Feiertagen, zur Versorgung der Kinder bereit stehen.

Wir versuchten, die Kinder zu retten, die überlebensfähig waren, und bald hatten wir die Möglichkeit, in unserer alten Kinderklinik bis zu drei Frühgeborene zu beatmen. Ich möchte betonen, dass ich diese Arbeit zwar mit Begeisterung getan habe, aber es war zuviel für einen alleine. Deshalb war diese Pionierarbeit nur dank der Mithilfe des gesamten Personals der Kinderklinik, des Chefarztes und vieler anderer Ärzte der verschiedenen Fachrichtungen des Klinikums Solingen möglich. Unsere Kinderklinik war zwar primitiv ausgestattet, aber der Mut und der Einsatz unserer Schwestern, die ja anfangs keine Fachausbildung hatten, und unsere hervorragende Zusammenarbeit brachten doch sehr gute Ergebnisse. Es gab 1973/74 z.B. noch kein Röntgengerät in der Kinderklinik. Das bedeutete, dass die winzigen, wärmebedürftigen Neugeborenen zum Röntgen über einen holperigen Weg zum Hauptgebäude 1 geschoben werden mussten, bei Regen und Schnee unter einem Schirm. Die findigen Schwestern legten sie dazu auf Wärmflaschen; darunter befanden sich einige Modelle aus Metall, die noch aus dem 2. Weltkrieg stammten. Aus wirtschaftlichen Gründen konnten erst einige Zeit später ein transportables Röntgengerät sowie ein Intensiv-Transportgerät für die Kinderklinik angeschafft werden, was eine große Arbeitserleichterung bedeutete.

Über die in den ersten beiden Jahren von uns in Solingen beatmeten Frühgeborenen fertigte ich einen Bericht an, den ich dann 1975 in der Universitätskinderklinik Mainz vortrug und der von den meisten Kollegen mit Begeisterung aufgenommen wurde. Natürlich bekam ich auch sehr harte Kritiken von Vertretern der Regierung bzw. des Gesundheitsministeriums zu hören, weil die Verschlüsselung des Personals für die behandelten Kinder unzureichend war und die fachliche Qualifikation der Schwestern nicht den Vorschriften entsprach. Ich gebe ganz offen zu, dass in dieser Hinsicht Mängel bestanden. Außerdem fühlten sich die Stationsärzte und auch Dr. Breuer und ich überfordert, denn wir waren mit drei bis vier Assistenzärzten für eine Klinik mit 110 Betten hoffnungslos unterbesetzt. Die Ärmsten kamen besonders an den Wochenenden, wenn die Praxen der Kollegen geschlossen waren, kaum zum Schlafen. Die Assistenzärzte opferten ihre Zeit aus Liebe zu den Kindern. Auch die Schwestern der Kinderklinik meisterten schwierige Situationen mit ihrem gesunden Menschenverstand und Improvisationstalent und unterstützten mich, wo sie nur konnten.

Alle zusammen bemühten wir uns um die optimale Versorgung der Kinder. So erhielten wir auch die entsprechende Anerkennung von Seiten der meisten Eltern und Kindergärten. Gleichzeitig wurde aber auch von vielen Seiten Kritik geübt. Wenn ich z.B. Vorträge in Kindergärten hielt, sah ich mich immer wieder Vorwürfen gegenüber wie: »Schwester X hat keinen guten Charakter«, »der Assistenzarzt Y hat sich nicht richtig verhalten«, »die Beratung hat nicht rechtzeitig stattgefunden«, »die Komplikationen sind nicht rechtzeitig erkannt worden« usw. Diese Probleme bereiteten mir anfangs in der Rolle des neuen Oberarztes ziemliche Sorgen. Im Laufe der Zeit konnte ich jedoch auch diese neue Situation und Problematik mit den Erfordernissen der Klinik und der Zeit in Einklang bringen.

Was die Stadtverwaltung betrifft, muss ich sagen, dass sie mich jederzeit unterstützt hat. Wie schon erwähnt, hatte uns die Stadt Solingen eine große Wohnung zur Verfügung gestellt, und gegenüber meiner Familie verhielt sie sich immer sehr loyal. Es konnte auch nicht anders sein, denn ich hatte von Anfang an sehr gute Arbeit geleistet, so dass man an mir und den Innovationen in der Kinderklinik interessiert war. Wenn auch nicht gleich alles perfekt lief, so hatten wir auf jeden Fall einen Anfang gemacht, und ich bin froh, dass ich dies für die Stadt erreicht habe. Es handelte sich hier sozusagen um einen Wissensstandstransfer der Uni-Klinik Tübingen ans Klinikum Solingen.

In dieser Zeit hatte ich außerdem das Glück, einen Kollegen von der Düsseldorfer Uniklinik kennen zu lernen, Herrn Prof. Lemburg, einen international anerkannten Mann, der vier Jahre zuvor in Düsseldorf mit der Intensivarbeit begonnen hatte. So war die Möglichkeit einer Zusammenarbeit der Kliniken hier in diesem Raum gegeben, mit einer Zentrale in Düsseldorf und später in Köln. Das war eine sehr schöne Zeit.

Ein schwerer Schlag

Unglücklicherweise wurde dieser schöne Anfang hier getrübt, als meine Frau, im 7. Monat schwanger, aus unbekannter Ursache plötzlich mit einer Gehirnblutung bewusstlos wurde. Ich dachte schon, ich würde nun mit unseren beiden Kindern, die noch ziemlich klein waren, allein bleiben. Ich hatte keinen Menschen hier in Solingen, der mich unterstützen konnte, und fühlte mich ziemlich elend. Gleichzeitig hatte ich natürlich die Kinderklinik weiterzuführen. Doch dank der sofortigen Hilfe und Bereitschaft der Eltern meiner Frau, die über 2 Monate lang hier bei uns in Solingen tatkräftig im Haushalt mithalfen, konnten wir gottlob diese sehr schwierige Zeit gemeinsam überstehen. Durch diesen Schicksalsschlag haben wir unser drittes Kind verloren.

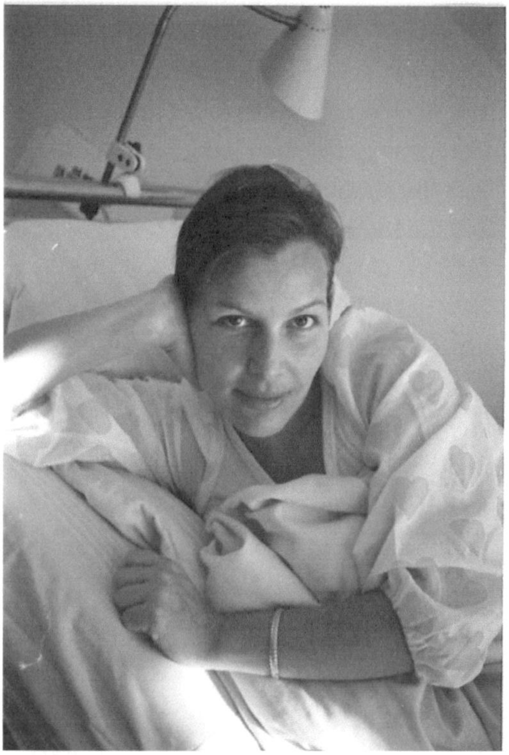

Umzug der Kinderklinik in den Neubau, Haus 1, und die Folgen der Eingliederung

Die glückliche Zeit in der alten Kinderklinik neigte sich ihrem Ende entgegen, als wir im Jahre 1975 in die 7. Etage des neu errichteten Haupthauses 1 umziehen mussten. Plötzlich war deutlich zu erkennen, dass die Beziehung zwischen Eltern, Schwestern und Ärzten nicht mehr so persönlich war wie bisher. Es traf mich wie ein kalter Schlag. Das war das völlige Gegenteil einer humanen Medizin. Selbst die Schwestern verstanden sich nicht mehr untereinander, es gab eine Reihe von Problemen und Diskussionen. Die Stationsärzte fanden keine Erklärung dafür. Plötzlich stimmte die Chemie nicht mehr. Wir waren gewöhnt, wie eine unabhängige Familie zu arbeiten, und mussten uns nun in die komplexe Organisation des Hauses eingliedern und vorgegebene Maßstäbe respektieren, was uns am Anfang ziemliche Arbeit kostete. Ich weiß genau, dass diese schwindende Herzlichkeit nicht nur uns in der Kinderklinik auffiel, sondern sie blieb auch vielen anderen Schwestern im gesamten Krankenhaus nicht verborgen. Wenn wir es ehrlich betrachten, standen hinter dieser Eingliederung, die sich auch auf die Versorgung der Patienten negativ auswirkte, private und sogar wirtschaftliche Interessen.

Es hatte sich so viel verändert, dass dem Arzt weniger Zeit für seine Patienten blieb. Die Schwestern hatten Schwierigkeiten, ihre Arbeit so gut zu verrichten wie vorher. Es war plötzlich eine neue Situation entstanden, die uns große Schwierigkeiten bereitete. So blieben denn auch die Reklamationen der Patienten nicht aus bezüglich der Versorgung, der Freundlichkeit, des Wissensstands usw. Andererseits wurden die Eltern im Laufe dieser Jahre massiv durch die Medien aufgeklärt. Sie wurden wach und reklamierten die Rechte ihrer Kinder. Sie wollten im Krankenhaus an der Seite ihrer Kinder bleiben und mit den sog. inhumanen Vorschriften aufräumen. So bekamen sie ein teilweises Mitbestimmungsrecht bezüglich der Versorgung ihrer Kinder. Das war natürlich nicht uneingeschränkt möglich, aber durch den neuen Chefarzt und auch durch mich bekamen sie die Chance, ihre Rechte durchzusetzen.

Noch ein paar Worte über die Zusammenarbeit der Kinderklinik mit den anderen Abteilungen: es darf nicht unerwähnt bleiben, was in der chirurgischen und in der internistischen Abteilung geschehen ist und gute Früchte getragen hat. Alle Kollegen dieser Abteilungen haben dazu beigetragen, dass im Falle einer Notsituation so schnell wie möglich Hilfe geleistet werden konnte und standen uns bei Bedarf sofort zur Verfügung. Ein Lob gebührt natürlich auch unserer Röntgenabteilung, die immer eine Lösung fand. Diese Zusammenarbeit mehrerer Abteilungen untereinander finde ich ganz prima und wichtig, und ich möchte mich dafür bedanken. Irgendwo muss Gerechtigkeit gefunden und die Wahrheit gesagt werden – damit meine ich nicht, Kollegen zu diskreditieren. Fairerweise muss ich sagen, dass die Ärzte aller Abteilungen des Klinikums der Kinderklinik gegenüber immer große Hilfsbereitschaft zeigten.

Erweiterte Elternrechte – nicht immer unproblematisch

Im Laufe der Zeit stabilisierte sich die Lage etwas: zu den drei Assistenzärzten wurde ein vierter eingestellt, der Schlüssel der Schwestern wurde verbessert. Das war einfach notwendig, um die Versorgung der Kinder zu gewährleisten. Andererseits war da die anspruchsvolle Haltung der Eltern. Die Unterbringung der Eltern neben ihren Kindern brachte nicht nur Positives. Da gab es einige unverschämte Eltern, die ihr Bier mitbrachten und tranken und sogar Zigaretten rauchten, so dass ein Kampf zwischen dem Personal und den Eltern entstand. So wurde die gute Idee des Komitees »Kinder im Krankenhaus« missbraucht. Dieses Problem hat uns viele Kopfschmerzen bereitet. Es ist so, als wenn man ein Opfer bringt, damit ein Wunsch erfüllt wird, aber der Wunsch geht trotz des Opfers nicht in Erfüllung. Das macht ganz schön unglücklich. Diese Leute bekamen natürlich große Probleme mit uns. Man stelle sich vor, sie betreten ein Zimmer, in dem Kranke liegen, und beginnen zu rauchen!

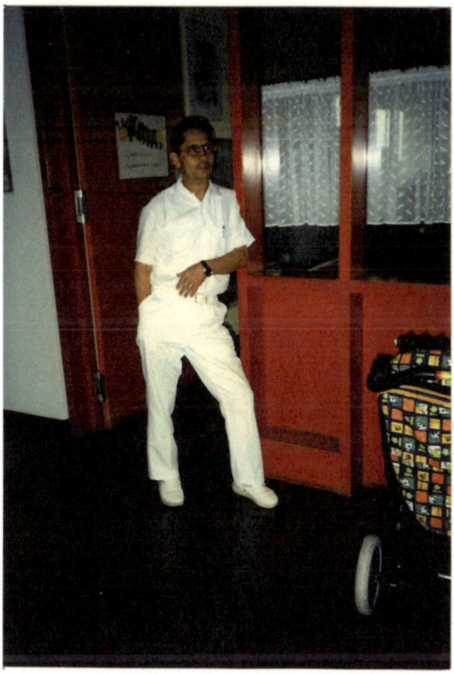

Ein anderes Beispiel – selten aber wahr – ist eine Mutter, die sich zusammen mit ihrem Kind aufnehmen ließ. Sie verbrachte ihre Zeit jedoch mit Kaffee trinken außerhalb des Krankenzimmers und traf sich mit anderen Müttern, um über das Personal der Kinderklinik herzuziehen. Eine andere Elterngruppe wollte ihre Kinder plötzlich nicht mehr wickeln. Sie standen nur daneben und kritisierten die Schwester beim Wickeln, das eigentlich Aufgabe der in die Klinik mit aufgenommenen Eltern ist. So brachten die neuen Freiheiten nicht nur Vorteile, sondern auch einige Unannehmlichkeiten. Aber auch das ist erwähnenswert und gehört zur Geschichte der Abteilung dazu, denn es gibt da nichts zu verstecken. Angesichts dieser Entwicklung musste ich nun nochmals Vorträge in den Kindergärten halten und erklären, dass die Möglichkeiten, die wir den Eltern eingeräumt hatten, nicht missbraucht werden dürften. Inzwischen sind die neuen Elternrechte fest etabliert und die Zusammenarbeit zwischen Eltern, Kinderärzten, Assistenzärzten und Schwestern hat sich eingespielt. Fairerweise muss ich sagen, dass das Positive überwiegt. Das Negative habe ich erwähnt, aber ohne ihm zu große Bedeutung beizumessen. Es begann zu funktionieren, als die Eltern merkten, dass sie mit uns sprechen konnten und dass die Rechte ihrer Kinder im Vordergrund standen. Das Aktionskomitee »Kinder im Krankenhaus« leistete einen wichtigen Beitrag, indem es sich zur Aufgabe machte, die Rechte der Kinder zu wahren. Es war also eine Modernisierung der altmodischen Versorgungsstruktur erfolgt. So etwas war natürlich nicht in ein oder zwei Jahren möglich, sondern im Rahmen eines Generationenwechsels.

Gute Zusammenarbeit

Die Handwerker wie Schreiner, Elektriker, Schlosser, der Gärtner und auch die Poststelle und die Telefonzentrale waren fachlich sehr qualifiziert und jederzeit zur Stelle, wenn sie gebraucht wurden. Sie lösten jedes dringende technische Problem, egal zu welcher Uhrzeit.

Schwierigkeiten gab es manchmal mit – allerdings nur wenigen – Eltern, die zuviel von uns verlangten. Manche wollten bereits die Telefonnummer des Kindes wissen, bevor es überhaupt in die Klinik aufgenommen war. Die Schwestern und Schwesternschülerinnen erfüllten ihre Aufgaben sehr gut und zuverlässig: sie trösteten die Kinder, machten sie sauber, wechselten die Windeln. Ich erinnere mich an eine junge Schwesternschülerin, die zum ersten Mal ein Kind sterben sah und dadurch einen wirklichen Schock erlitt. Das sind Dinge, an die man sich auch nach jahrelanger Routine nicht gewöhnen kann und die uns alle immer persönlich stark mitnahmen.

Immer, wenn in der Kinderklinik eine Notsituation entstand, waren alle anderen Abteilungen bereit, uns zu helfen und uns ihre fachliche Qualifikation zur Verfügung zu stellen. Nur auf diese Art konnte dem Kind und den Eltern geholfen werden. Die Zusammenarbeit mit den Röntgenologen, den Gastroenterologen und den Kardiologen will ich besonders hervorheben. Nicht zu vergessen die Zusammenarbeit mit dem Labor: die Ergebnisse der

Urin-, Blut- und Liquoruntersuchungen wurden uns umgehend mitgeteilt, so dass wir die Eltern schnell wahrheitsgemäß über die Krankheit ihres Kindes informieren konnten.

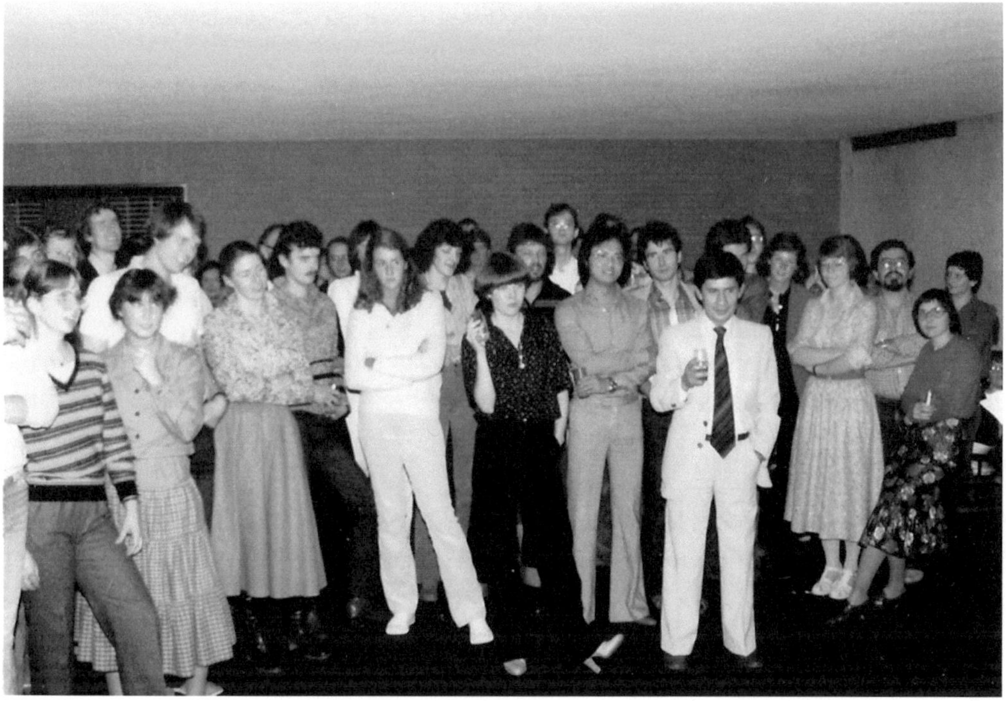

Außerdem lag uns immer eine ordentliche Ausbildung unserer Mitarbeiter am Herzen. Jeden Tag wurde morgens früh der Rapport gemacht, noch bevor die Assistenz- und Oberärzte oder der Chefarzt selbst an die Arbeit gingen. Bei der Dienstübernahme wurde sich gründlich über die Geschehnisse des vorangegangenen Dienstes ausgetauscht, über die Notfälle und den Krankheitsverlauf der Kinder: welchen es besser oder schlechter ging, wer entlassen werden durfte oder wo eine Rücksprache mit den Eltern oder gar mit anderen Kliniken wie Bonn, Essen, Köln oder Düsseldorf, anstand. Das allmorgendliche Zusammentreffen war von großer Bedeutung für uns alle und stellte einen Leitfaden dar, der nicht verloren gehen durfte. Anhand dieser Informationen konnte man die Verbindung mit verschiedenen Kliniken in anderen Städten herstellen.

Konfliktsituationen in der Intensivmedizin

Dringender Einsatz! ... dann wirfst du das Buch, das du gerade liest, in die Ecke, rast die Treppe hinunter, springst in ein Taxi oder ein anderes Transportmittel, das dich schon draußen erwartet, und fährst mit Blaulicht und Martinshorn los, um so schnell wie möglich am Unfallort zu sein. In diesem Moment weißt du grundsätzlich noch nicht, worum es eigentlich geht. Das ist immer das Problem der Intensivmedizin. In letzter Zeit hat sich die Situation deutlich gebessert, weil die Kollegen vorab informiert werden, was genau anliegt.

Früher hieß es jedoch: »Notsituation Lukasklinik – bitte kommen!« Ohne weitere Information. Du wusstest nur, dass es sich um ein neu- oder früh geborenes Kind handelte, das Hilfe brauchte. Du kamst evtl. mit der üblichen rudimentären Grundausstattung und standest vor der Situation, dass das Kind nicht mehr atmete oder bereits tot war, blutete oder eine Fehlbildung hatte. Das ist eine sehr, sehr komplizierte Situation. Und dann muss eine Entscheidung getroffen werden, was wie und wann zu unternehmen ist. Jeder Fall liegt völlig anders – wie ein neues Kapitel in einem Buch. Das ist die Problematik, und immer steht die Frage im Raum: wird es gut gehen? Geht es gut aus, sind wir alle glücklich, aber geht es schief oder wir sind vielleicht zu spät eingetroffen und sehen, dass ein Kind für sein ganzes Leben geschädigt ist, dann ist das ein sehr trauriges Kapitel. Wir haben diese Problematik mehrmals erleben müssen. Wir haben sehr viele Kinder hinterher glücklich gesehen. Einige haben sich sogar, als sie erwachsen wurden, bei uns bedankt. Aber wir haben auch Kinder erlebt, die beatmet wurden und danach noch mehrere Jahre mit sehr großen Gehirnschäden überlebten. Das ist natürlich unsere Tragik. Wenn du siehst, dass dein Bemühen erfolglos war, bist du wirklich ziemlich traurig und bedrückt. Aber Gott sei Dank, wie das Leben so ist, überwiegt immer das Positive.

Ein anderes Beispiel: wenn plötzlich ein Kind mit einer Verbrennung zu dir kommt. Sie braucht nicht schlimm zu sein, und wenn du das Kind mit einem Beruhigungsmittel sedierst (beruhigst), bzw. ihm ein Schmerzmittel gibst und eine lokale Behandlung durchführst, ist das kein Problem. Handelt es sich aber um eine Verbrennung von 25% der Hautfläche oder mehr, und das Kind befindet sich zwischen Leben und Tod, bedeutet dies eine große Herausforderung für den Arzt. In diesem Moment sollte er die Fähigkeit haben zu entscheiden, ob dieses Kind in der Klinik bleiben muss, weil alle Geräte, alles Personal und alle modernen Einrichtungen zur Verfügung stehen, oder er muss den Mut haben zu sagen, dieses Kind gehöre in eine Spezialklinik für Verbrennungen, was eigentlich korrekt ist. Solche Kinder transportierten wir nach Bochum, wo eine spezielle Verbrennungsbehandlung durchgeführt wird. Diese Entscheidung sollte sich jeder Arzt ganz genau überlegen. Hier geht es um den moralischen Standpunkt eines jeden Menschen und nicht um die Belegung der Klinik oder um die Vorzüge eines Privatpatienten. Es geht um die Zukunft und das unmittelbare Überleben dieses Kindes. Hier muss der Arzt den Mut haben, zuzugeben, dass sein Wissen bzw. seine Behandlungsmöglichkeiten Grenzen haben, die er nicht überschreiten darf.

Noch ein Beispiel: wenn ein Kind eine Beatmung braucht – das kommt bei Neugeborenen häufiger vor – ist es sehr wichtig, dass diese Arbeit auch fachmännisch erledigt wird. Aber bei einem Kind, das bei der Beatmung Blutungen oder mehrere Gehirnblutungen bekommt und wo vorauszusehen ist, dass neurologische Probleme auftreten oder der Verdacht besteht, dass das Kind Komplikationen bekommt und z.B. blind wird, ist eine moralische Entscheidung zu treffen und das Kind weiter zu beatmen. Es geht nicht darum, die künstliche Beatmung zu unterbrechen, sondern vor dir steht die Frage nach der Zukunft dieses Kindes: ist es richtig, dieses Kind mit einer ganzen Reihe von Komplikationen und Behinderungen am Leben zu halten? Leider können wir das nicht entscheiden – das liegt in Gottes Hand. Aber wir müssen weitermachen. Ich meine, es gibt Fälle, bei denen wirklich deutlich zu sehen ist, dass ein Kind keine Zukunft mehr hat, und nach meiner Überzeugung sollte man in diesen Fällen nicht übertreiben.

Das ist eine sehr schwierige Frage. Da gibt es Gerichte und Leute, die immer glauben, es besser zu wissen und entscheiden zu können, was besser ist. Ich glaube, dass in solchen Fällen die gesamte Struktur der Klinik mit eingebunden werden sollte: die Schwestern, die Ärzte, die Eltern, vielleicht muss ein Pfarrer hinzugezogen werden, um eine gemeinsame Entscheidung zu treffen. Als Arzt kannst du so eine Frage nicht wirklich allein entscheiden und fühlst dich alleine gelassen mit dem Konflikt, dass du einerseits alles tun möchtest, um das Kind zu retten, aber andererseits genau vorhersiehst, dass es keine Zukunft haben kann und eine Last für Familie und Gesellschaft wäre. Das sind die Probleme, die im Vordergrund stehen, und die von einer Person allein ganz bestimmt nicht bewältigt werden können.

Die Anfänge unserer Ecuadorhilfe und Gründung des Vereins »Menschen in Not – Ecuador, e.V.«

Ende der 80er Jahre kamen Elisabeth und ich erstmalig auf die Idee, diesen Verein zu gründen, nachdem wir den Speisesaal des Krankenhauses in meinem Geburtsort Catacocha besichtigt hatten. Hier bekamen ca. 75 sehr arme Kinder täglich eine warme Mahlzeit. Dies gab uns den Anstoß, weshalb wir sofort mit unserer Hilfe dort einstiegen. Seit Ende der 80er Jahre bis zum Jahr 2000 leisteten Elisabeth und ich ganz alleine Hilfe. Dazwischen sprangen mehrere Familienmitglieder und Bekannte ein, die uns halfen und uns im Jahr 2000 auf den Gedanken brachten, einen Verein zu gründen. Dafür benötigten wir einen Namen: »Menschen in Not – Ecuador, e.V.« Worum handelt es sich denn nun bei diesem Verein? Er hat sich mehrere Ziele gesetzt:

die Verbesserung der Ernährungslage von insgesamt 6000 Schulkindern in Catacocha und Umgebung,
die hygienische und ärztliche Betreuung dieser Kinder und möglichst auch ihrer Eltern, was uns bereits gelungen ist,
die Modernisierung der Schulen und Ausstattung mit didaktischem Material.

Wir fühlten uns also verpflichtet, Lehrern und Kindern dringend benötigtes didaktisches Material zur Verfügung zu stellen. Außerdem mussten die hygienischen und sanitären Verhältnisse der Schulen modernisiert werden. Die Schule, mit der wir begannen, besaß gar keine Spielgeräte wie z.B. Bälle. Die Kinder waren ziemlich vernachlässigt. In der »Küche« wurde noch ganz primitiv auf Holzfeuer gekocht. Im Laufe der Jahre ist es uns gelungen, diese Lage deutlich zu verbessern. Bezüglich der Nahrung haben wir in mehreren Schulen eine Hühnerzucht aufgebaut, die wesentlich zur ausgewogenen Ernährung sowohl der Kinder als auch der Lehrer beiträgt.

Dieser Verein musste nun bekannt gemacht werden. Deshalb setzte ich mich mit der Stadt Solingen zusammen, die uns Hilfe zur Verfügung stellte. Weitere Hilfe kam von der Firma »medeor« in Tönisvorst, die uns gratis Medikamente für die Krankenhäuser von Catacocha und San Vicente an der Pazifikküste zur Verfügung stellte und außerdem Mittel zur Entwurmung der Kinder.

Diese Maßnahme wurde von den Eltern der Kinder und den beiden Stadtverwaltungen sehr begrüßt und gewürdigt, und sie bedankten sich herzlich dafür. Außerdem erhielt der Verein Hilfe von einigen lieben Menschen, die uns unterstützen wollten. Was für uns von großer Wichtigkeit ist und uns wirklich vorangebracht hat, ist die finanzielle Unterstützung der UNESCO INTERNATIONAL mit Sitz in Düsseldorf unter der Adresse von Frau Ute Ohoven. So hatte der Verein, Gott sei Dank, die entsprechenden finanziellen Mittel, um seine Ideen recht zügig umzusetzen. Nun bedeutet »zügig« nicht etwa, dass wir in einem Monat die Notlage sämtlicher Schulen verbessern konnten; wir wussten schon, dass dieser Prozess mehrere Jahre dauern würde. Wenn wir aber den Zeitraum zwischen 2000 und 2005 betrachten, ist eine deutliche Besserung der Umstände erreicht worden. Dank der Mitarbeiter unserer Gruppe konnten wir auch Vereinsmitglieder mit nach Ecuador nehmen, die sich vor Ort selbst von der Wichtigkeit des Auftrags überzeugen konnten. Es wird uns immer wieder bestätigt, dass unsere Arbeit Früchte getragen hat, und anhand unserer Diavorträge aus den Jahren 2004 und 2005 konnten wir dies auch dokumentieren. Unsere Hilfe und Unterstützung weitete sich in den Jahren 2006-2010 immer weiter aus; nicht zuletzt auch dank der UNESCO-STIFTUNG *Bildung für Kinder in Not*. Ausführliche Projektberichte dazu können Sie nachlesen unter *www.ecuador-hilfe.de.*

Im Rahmen meines Wirtschaftsstudiums an der Bergischen Universität Wuppertal hatte ich Gelegenheit, unseren Verein vorzustellen, wodurch verschiedene neue Mitglieder dazukamen, die uns inzwischen mit wissenschaftlichen Kenntnissen oder finanziell bzw. materiell unterstützen und dies auch in Zukunft tun wollen. Das ist natürlich sehr wichtig.

Fassen wir zusammen: der Verein hat sich inzwischen von 7 auf 51 Mitglieder (Stand Mai 2005) vergrößert, das bedeutet eine Zunahme von 700 %. Das ist sehr erfreulich, und damit sind wir in der Lage, die Kinder, die von unserem Verein abhängig sind, noch mindestens drei Jahre lang zu unterstützen. Ich bin der festen Überzeugung, wie es von Anfang an unsere Idee war, dass wir nicht nur für bessere Ernährung, medizinische Versorgung und Schulausstattung dieser Kinder sorgen können, sondern auch für eine informationstechnische Vernetzung dieser Schulen mit uns. Das wird uns gelingen, indem wir an verschiedenen Schulen Internetzugänge schaffen, so dass wir mit den dortigen Lehrern und Schülern direkten Kontakt aufnehmen können. Das ist Zukunftsmusik, aber ich habe mich bereits mit verschiedenen regierenden Mitstreitern unseres Vereins in Catacocha in Verbindung gesetzt und wurde informiert, dass »in absehbarer Zeit« die dortige Stadtregierung auch einen Internetanschluss erhalten wird, wonach dann auch an einigen Schulen Telefonanschlüsse installiert werden können. Es ist nur eine Frage der Wirtschaftlichkeit. So könnten die Kinder dieser armen Region direkt Kontakt mit uns in Europa aufnehmen, das wäre doch schön, oder? Meines Erachtens wird es in zwei bis drei Jahren soweit sein. Wenn diese Kontaktmöglichkeit eingerichtet ist, meine ich, wird unsere Aufgabe dort recht gut erfüllt sein. Ich möchte noch einmal hervorheben, dass meine Frau und ich alleine niemals in der Lage gewesen wären, dies alles zu bewerkstelligen, weder praktisch noch finanziell. Es bedurfte einer Gruppe hilfsbereiter und tüchtiger Menschen, die dahinter standen.

Die Wirtschaftslage in Ecuador

Bei meinem Ausscheiden aus der Kinderklinik Solingen, das offiziell am 1. Dezember 2004 erfolgte, hatte ich schon erkannt, dass meine Lebensaufgabe noch nicht erfüllt war. Ich hatte mir schon vorgenommen, noch einmal eine Uni zu besuchen, um etwas über Wirtschaftswissenschaften zu erfahren – für mich ein völlig neues Gebiet. Im Grunde suchte ich Antwort auf zwei Fragen:

Wie sieht die Wirtschaftslage in Ecuador wirklich aus?
Warum ist ein so wunderschönes Land wie Ecuador noch so rückständig?
Wo liegen die Ursachen?
Wer sind die Menschen, die das zu verantworten haben?

Diese Frage hat mich schon immer fasziniert, und ich kann sie jetzt einigermaßen beantworten. Hundertprozentig klar ist inzwischen folgendes: jahrzehntelang haben die verschiedenen Regierungen eine Reihe völlig unsinniger Fehler gemacht. Den meisten Politikern in meinem Land ist nur daran gelegen, private Interessen oder die ihrer Familien und Freunde zu unterstützen, und sie ignorieren die soziale Not. Es ist traurig, so etwas zu sehen und sagen zu müssen, dass das Budget für das Gesundheitswesen der ecuadorianischen Bevölkerung minimal ist im Vergleich zu den hohen Beträgen, die für militärische Zwecke geopfert werden. Das ist ein Unding und aus moderner Sicht nicht mehr zu vertreten. So darf man ruhig sagen, dass die meisten Regierungen von Ecuador, egal ob rechts oder links orientiert, in dieser Hinsicht Unfug getrieben haben. Es herrscht eine Ungerechtigkeit sondergleichen, die ausgerechnet die Kinder trifft, die daran völlig unschuldig sind. Die Kinder sollten die bestmögliche Ausbildung bekommen und gesund sein, damit sie Kraft zum Lernen haben und in der Bevölkerung etwas Produktives bewirken können; genau die Bildung und die Gesundheit sind jedoch von so gut wie allen Regierungen Ecuadors vernachlässigt worden.

Darüber hinaus habe ich erkannt, dass nicht nur die Probleme des Landes der Grund für die Misere sind. Durch die Globalisierungskampagne der multinationalen Unternehmen sind durch das Ausland so viele Fehler in unserem Land begangen worden. Die Multis kamen nach Ecuador mit der Absicht, hier viel Geld zu investieren, aber die vielen Schulden musste das Land mit hohen Zinsen zurückzahlen; für die Multis zählte ausschließlich ihr Gewinn. Ein typisches Beispiel dafür ist die Ausbeutung des Erdöls in unserem Amazonasgebiet: obwohl das Land diese Ölexporte dringend benötigt, wurde der größte Teil des damit erzielten Gewinns außer Landes gebracht. Außerdem ist der Schuldenberg Ecuadors stetig angewachsen; vor drei Jahren (2002) betrug er 16 Mrd. Dollar = ca. 13.5 Mrd. Euro (Stand Februar 2006). Das bedeutet, in Euro umgerechnet, dass das Volk für jeden Euro der Schuld 56 Cent Zinsen aufbringen musste, nur um diese Schulden abzuzahlen. Das ist ein Unding, denn es bedeutet, dass von der ganzen Produktion nur 44 % für die Ecuadorianer zur Verfügung standen, während 56 % des Gewinns ins Ausland flossen. Von diesen 44 % wurde ein großer Teil in die Rüstung gesteckt und nur eine minimale Menge – 1 % des Bruttoinlandprodukts (BIP) – in Gesundheit und Ausbildung. Es ist einfach unvorstellbar, dass die Zukunft eines Landes so verbaut wird. Das ist eine katastrophale Fehlentwicklung!

Das Volk von Ecuador hat in Wahrheit zwei Feinde: der erste Feind sind die Ecuadorianer selber, nämlich die Regierung, die das Volk auf miserable Weise ausnutzt und ausbeutet. Intern gesehen ist Ecuador ein Land voller Korruption. Sie hat sich eingenistet in der Exekutive, in der Legislative und in der Judikative. Wenn natürlich die drei wichtigsten Einrichtungen eines Staates kein Geld zur Verfügung haben und noch dazu hoffnungslos korrupt sind, kann niemand erwarten, dass etwas Positives dabei herauskommt.

Der zweite Feind sind die multinationalen Unternehmen, die aus dem Ausland zu uns gekommen sind und das Volk noch ärmer gemacht haben als es vorher schon war. Es ist z.B. wichtig zu wissen, dass es im Jahre 1999 in Ecuador eine große Krise gab. Damals haben 17 Banken Konkurs angemeldet, weil sie nicht in der Lage waren, weiterhin diese hohen Schulden zu bezahlen. Und nicht nur die Banken, sondern die gesamte Bevölkerung musste die Schulden zurückzahlen, ohne Unterschied zwischen Arm und Reich. Das ist eine sehr grosse Ungerechtigkeit. Beide »Feinde« müssen so schnell wie möglich beseitigt werden.

Um noch einmal auf das zurückzukommen, was von außen ins Land gekommen ist: es hat keinen Sinn, in Ecuador eine oder 100 Straßen zu bauen, wenn dadurch die Umweltverschmutzung um 300 – 400 % zunimmt. Der typische Beweis ist die Ölförderung im Amazonasgebiet: die Multis kamen, führten die Bohrungen durch, begannen mit der Ölförderung und ließen den gesamten Dreck auf den offenen Feldern liegen. So kippte ein Teil der Flüsse um, die Natur wurde verseucht und vergiftet, die Umweltverschmutzung nahm deutlich zu. Die Sache ist so offensichtlich, dass eine der korrupten Regierungen nun wegen der enormen Höhe der Schäden gegen eine Firma Klage erhob. Neben der durch Überschuldung, Korruption und Umweltverschmutzung verursachten schlechten Wirtschaftslage, mit der ich mich während meines Studiums an der Uni Wuppertal beschäftigte, wird das Land zusätzlich von Naturkatastrophen heimgesucht. Dazu muss man verstehen, dass Südamerika ein ganz »junger« Kontinent ist, wo sich alles in Bewegung befindet – sogar die Erde selbst. Es gibt dort viele aktive Vulkane, die ständig irgendwo ausbrechen, wodurch mehrere Städte gefährdet sind. Es ist mehrmals vorgekommen, dass durch diese Ausbrüche Hunderte von qkm Land durch die Asche vernichtet wurden. Die Tiere fanden keine Nahrung mehr und die Einwohner mussten flüchten oder umgesiedelt werden. Und als ob die Menschen nicht schon genug gebeutelt wären, ereignete sich an der Küste auch noch die »El-Niño«-Katastrophe, die sich alle fünf oder zehn Jahre wiederholt. Der »Niño« ist für alle südamerikanischen Länder eine ständige Bedrohung und ein gefährlicher Begleiter. Allein die letzte Katastrophe (1999) verursachte ca. 2,4 Mrd. Dollar Reparaturkosten. Dabei ist deutlich zu erkennen, dass bis heute nicht einmal die elementarsten Dinge wie Wasser- und Elektroleitungen, Strommasten u.ä. instand gesetzt wurden. Die gesamte Infrastruktur wurde zerstört. Die Küstenbewohner hatten nach der Katastrophe dort ihre Überlebensmöglichkeiten verloren; für sie gab es nur einen Weg: ihr Land zu verlassen. Sie zogen entweder in die Anden oder ins Ausland. Es gab eine Phase, in der innerhalb von acht Jahren 1,5 Mio. Ecuadorianer auswanderten, insbesondere nach Spanien, in die USA, Italien und Frankreich; nach Deutschland sehr selten. Dabei handelte es sich um die besten Fachleute, die wir in Ecuador hatten: Lehrer, Ärzte und Handwerker, Intellektuelle wie Professoren auf der Suche nach neuen wirtschaftlichen Möglichkeiten. So gesehen befindet sich das Land jetzt in einer Lage des geistigen Ungleichgewichts. Hinzu kommt, dass diese Auswanderer ihre Kinder in Ecuador zurückließen. Die Eltern überweisen zwar allmonatlich Geld – es gibt in Ecuador nun neue Häuser aus Zement, schön angestrichen, vom Geld der Auswanderer . In diesen Häusern wohnen jedoch die Kinder allein mit einer Tante oder den Großeltern, die wiederum allein auf dem Feld arbeiten müssen. Die Eltern können ihre Kinder nicht mehr lenken, und es sind Probleme in den menschlichen Beziehungen abzusehen. Der Zusammenhang in der Familie findet ganz sicher auf diese Weise ein Ende. Diese Situation ruft soziale Probleme hervor, und es ist noch nicht vorauszusehen, welche katastrophale Zukunft uns erwartet.

Andere Fragen, mit denen ich mich während meines Wirtschaftsstudiums in Wuppertal befasse, lauten:

Wie kann man Ecuador auf menschenwürdige Weise in die Globalisierung integrieren?

Welche Voraussetzungen sind erforderlich im Land und bei den Menschen, um eine humane Globalisierung zu erreichen?

Abschließende Gedanken

zu den guten Auswirkungen, die meine Entscheidung für Deutschland zur Folge hatte:

Wenn mich heute jemand fragt, ob ich es jemals bereut habe, nach Deutschland ausgewandert zu sein, kann ich nur aus voller Überzeugung sagen, dass sich die Dinge, die mir im Leben am wichtigsten sind, nämlich Familie und Beruf, hier optimal entwickelt haben: Ich habe eine wunderbare Frau, wir führen eine glückliche Ehe, haben zwei gesunde, prächtig geratene Kinder, die in einem liebevollen Elternhaus mit Konsequenz und Vertrauen erzogen wurden, ein gesundes Selbstvertrauen entwickelten und selbst schon Familien haben.

Was den Beruf angeht, so habe ich durch sehr gute Lehrer wie Prof. Nicolas Espinoza von der Zentral-Universität in Quito, Fleiß und ein Quäntchen Glück (s. Kapitel »Eine schicksalhafte Begegnung«) sehr gute Sachkenntnisse erworben und bin mit meiner beruflichen Karriere rückblickend sehr zufrieden. Außerdem bin ich froh und dankbar, dass ich mich körperlich und geistig auch im Ruhestand noch imstande fühle, neue Taten in Angriff zu nehmen.

So kann ich mich, zusammen mit Elisabeth, nun für die Menschen in meiner Heimat einsetzen, die nicht so viel Glück hatten wie ich, um auf diese Weise meinen Angehörigen in Ecuador etwas zurückzugeben von der Liebe und der Förderung, die sie mir einmal gegeben haben, was ich ihnen nie vergessen werde.

Mein Seniorenstudium an der Uni Wuppertal

Nach 5 Semestern Studium an der Uni Wuppertal möchte ich eine kurze Zusammenfassung über die wichtigsten Ereignisse und Erfolge meines Studiums an dieser Institution machen.

Nach anfänglichen »Anpassungsstörungen«, die in jeder neuen Institution zu finden sind, konnte ich den Sinn meines Studiums wahr nehmen. Voraus zu schicken ist, dass ich schon im Vorfeld meinen Studienwunsch kannte. Schon immer hat mich die Problematik der Weltwirtschaft sowie der Globalisierung interessiert.

Da es an der Uni Wuppertal die Möglichkeit eines Seniorenstudiums gab, nutzte ich diese Gelegenheit. Nach einem Einführungssemester durch Frau Dr. Sagebiel und ihrer Mitarbeiter konnten wir erneut versuchen, wissenschaftlich zu arbeiten und zu studieren. Um diese Seniorenausbildung zu meistern, war es erforderlich, 2 Scheine mit Notierung während des Grundstudiums, sowie 2 Scheine mit Notierung während des Hauptstudiums zu machen. Anschließend wurde eine Abschlussarbeit gefordert.

Zuerst informierte ich mich über die verschiedenen Institutionen bzw. Abteilungen der Uni Wuppertal. Die Bibliotheken, Computerräume, sowie Cafeteria und Essräume sind sehr gut gestaltet. Das Personal ist sehr freundlich und hilfsbereit. Zwischen Lehrern und Sekretärinnen herrscht Harmonie und gute Koordination.

Parkplätze sind ab einer bestimmten Uhrzeit sehr schwierig zu bekommen (hier wäre eine Verbesserung wünschenswert).

Der Lerninhalt des Studiums ist sehr gut organisiert und der angebotene Stoff ist klar und einfach dargestellt. Die meisten der Lehrer sind freundlich, sehr gewissenhaft und gaben bei auftauchenden Fragen deutliche Antworten.

Etwas kompliziert war die Tatsache, dass viele Räume und Hörsäle zu klein waren und daher viele Studenten auf Treppen sitzen oder die Vorlesungen simultan in andere Räume übergeleitet werden müssen. Das ist nicht ideal, aber in der Form konnte man teilweise dieses Problem lösen.

Während der Unterrichtstunden haben sich viele Studenten sehr frequent unterhalten, was ziemlich störend war und einen Respektmangel vor den Lehrern darstellte.

In meinen Bereichen hatte ich sehr gute und immer ansprechbare und freundliche Lehrer. Wirtschaftswissenschaft wird sehr gut vermittelt, ebenso in den Abteilungen Recht (Prof. Losch) und Neue Geschichte (Prof. Knipping). Mein Dank gilt diesen und allen meinen weiteren Professoren, namentlich: Welfens, Backhaus, Behrends, Frambach, Nelles und ihren Mitarbeitern.

Was ich gelernt habe? Globalisierung und die ecuadorianische Wirtschaft haben mich sehr intensiv beschäftigt und viele Erkenntnisse gebracht. Es ist gut zu wissen, dass Menschen in allen Bereichen des Lebens zusammenkommen, allerdings ist es auch sehr enttäuschend, über die Korruption in Entwicklungsländern zu hören (auch und besonders in Ecuador, wo ich geboren bin). Hierbei sind die Unterrichtsstunden der Professoren Welfens und Nelles hervorzuheben.

Die Erkenntnisse über die Einigung Europas haben uns die Professoren Losch und Knipping sehr gut erläutert. Diese Unterrichtsstunden sind auf jeden Fall empfehlenswert, denn durch diesen Lernprozess kann sich jedermann als richtiger Europäer fühlen.

Persönlich habe ich Vorträge über Ecuador, Humboldt, die Tradition der Panamáhüte und über die ecuadorianische Wirtschaft gehalten. Diese Vorträge wurden von der Auslandsabteilung (Frau Bieck) und von der ESG (Frau Bosch) unterstützt. Mein Dank und mein Respekt gilt ihnen.

Außerdem ist es mir gelungen, das Europa-Zertifikat zu bekommen (in diesem Rahmen war ich am Stresemanninstitut in Bonn und auch in Brüssel).

Zusammenfassend kann ich sagen, dass sich für mich das Seniorenstudium auf jeden Fall gelohnt hat. Ich habe viele warme und aufmerksame Menschen dadurch kennengelernt, mein Wissensstand und mein Horizont hat sich erweitert und ich möchte weiterstudieren, um mit der Zeit im Einklang zu bleiben. Ich glaube, dass dies die wichtigsten Punkte für einen erwachsenen Menschen sind, um zufrieden und dankbar sein zu können.

Solingen, im Juli 2008

Kind

Ein Kind, das ständig kritisiert wird, lernt zu verdammen.
Ein Kind, das geschlagen wird, lernt selbst zu schlagen.
Ein Kind, das verhöhnt wird, lernt Schüchternheit.
Ein Kind, das der Ironie ausgesetzt wird, bekommt ein schlechtes Gewissen.

Aber …
ein Kind, das ermuntert wird, lernt Selbstvertrauen.
Ein Kind, dem mit Toleranz begegnet wird, lernt Geduld.
Ein Kind, das gelobt wird, lernt zu bewerten.
Ein Kind, das Ehrlichkeit erlebt, lernt Gerechtigkeit.
Ein Kind, das Freundlichkeit erfährt, lernt Freundschaft.
Ein Kind, das Geborgenheit erleben darf, lernt Vertrauen.
Ein Kind, das geliebt und umarmt wird, lernt Liebe in dieser Welt zu empfinden.

Un niño
Un niño que es siempre criticado
aprende a condenar.
Un niño al cual se lo pega
aprende también a pegar.
Un niño del cual siempre se burla
aprende el temor.
Un niño expuesto a la ironía
desarrolla una mala consciencia.

Sin embargo …
Un niño que se alienta
aprende a confiar en si mismo.
Un niño que se educa con tolerancia
aprende a tener paciencia.
Un niño que se alaba
aprende a valorizar.

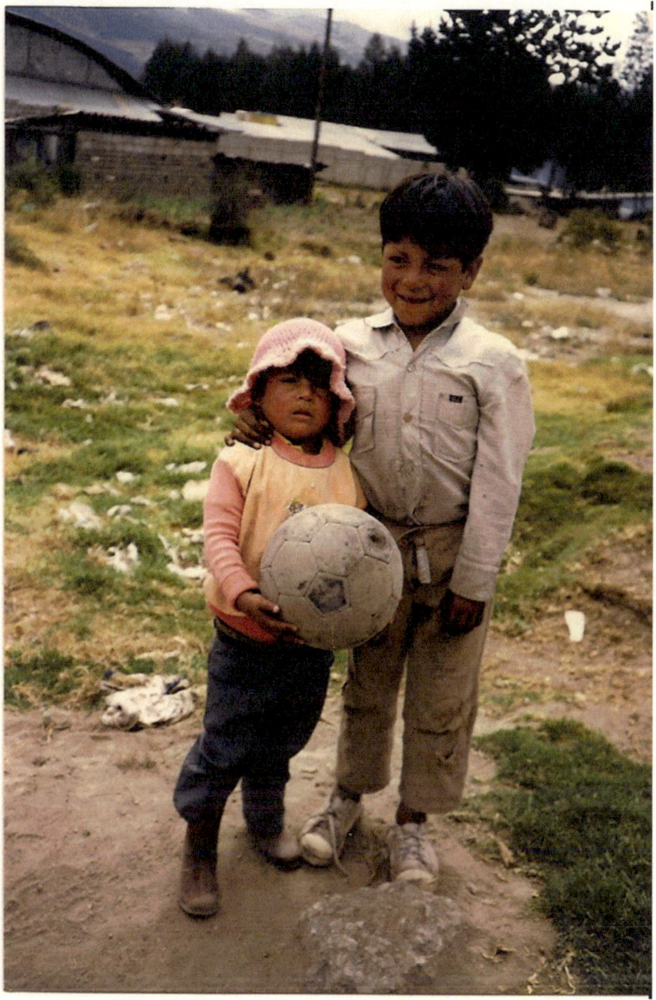

Un niño que experimenta la sinceridad
aprende a ser justo.
Un niño tratado con amabilidad
aprende lo que es amistad.
Un niño protegido (que vive en seguridad y amparo)
aprende a tener confianza.
Un niño querido y estrechado en brazos
aprende a sentir amor en este mundo.

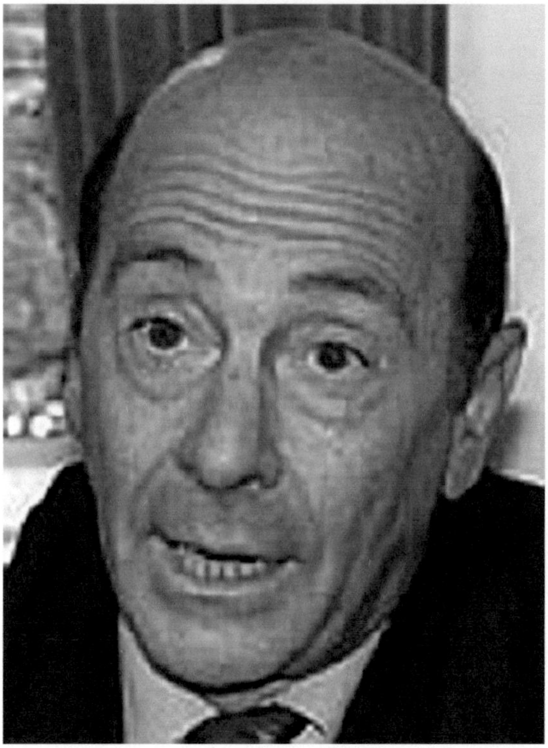

Manfred Wörner – Kalter Krieger und Diplomat

»Seine besondere Liebe galt der Bundeswehr«, sagt Bundeskanzler Helmut Kohl beim Staatsakt am 23. August 1994 für den verstorbenen Nato-Generalsekretär Manfred Wörner. Wie ein roter Faden zieht sich das Militärische durch das Leben Wörners. Der Sohn eines schwäbischen Textilunternehmers erhält seinen Vornamen Manfred zur Erinnerung an den Roten Baron, Manfred von Richthofen, den erfolgreichsten deutschen Jagdflieger des Ersten Weltkrieges. Wörner studiert Rechtswissenschaften und promoviert über das Thema »Strafgerichtsbarkeit über Truppen auf befreundeten Staatsgebieten«. 1953 tritt er in die CDU ein und arbeitet als parlamentarischer Berater beim Landtag von Baden-Württemberg, bevor er 1965 als jüngstes Mitglied in den Bundestag gewählt wird. Obwohl er 1934 geboren ist und damit zu einem »weißen Jahrgang« gehört, der nicht zum Wehrdienst muss, lässt Wörner sich als Kopilot auf dem »Starfighter« ausbilden und erwirbt den Militärflugführerschein.

Als Kohl ihn 1982 zum Verteidigungsminister macht, ist Wörner Oberstleutnant der Reserve. Er setzt sich für die Nato-Nachrüstung, die Verlängerung der Wehrpflicht und eine bessere Bewaffnung der Bundeswehr ein. Er plädiert auch für eine Beteiligung an Ronald Reagans SDI-Waffenplänen im Weltraum und für eine Modernisierung der atomaren Kurzstreckenraketen. Dieses Engagement bringt ihm den Ruf als kalter Krieger ein. Im Dezember 1983 ruiniert der als schneidig, forsch und machtfroh beschriebene Wörner beinahe seine Laufbahn. Er entlässt General Günter Kießling. Der Grund: Der ranghöchste deutsche Offizier bei der Nato soll homosexuell und damit ein Sicherheitsrisiko sein. Die Vorwürfe sind falsch und Kießling wird rehabilitiert. Wörner bietet seinen Rücktritt an, doch Kohl hält an seinem Minister fest und setzt ihn sogar 1988 gegen zahlreiche Widerstände als neuen Nato-Generalsekretär durch.

Wörner erwirbt sich rasch internationale Anerkennung. Er gilt als diplomatischer Moderator zwischen den Interessen der damals 16 Mitgliedsstaaten des Atlantischen Bündnisses. Nach dem Zusammenbruch des Warschauer Paktes sucht er den Dialog mit dem Osten. Im Februar 1994 befehligt er den ersten Kampfeinsatz der Nato: Vier serbische Flugzeuge werden abgeschossen, als sie in die von den Vereinten Nationen verhängte Flugverbotszone über Bosnien-Herzegowina eindringen. Gesundheitlich kämpft Wörner in dieser Zeit gegen eine schwere Krankheit. Der 1992 diagnostizierte Darmkrebs hat ihn stark abmagern lassen. Er unterzieht sich mehreren Operationen – ohne Erfolg. Manfred Wörner stirbt am 13. August 1994 im Alter von 59 Jahren in seiner Dienstwohnung in Brüssel.

Quelle: http://www.wdr.de/themen/kultur/stichtag/2004/08/13.jhtml
Stand: 13.08.04

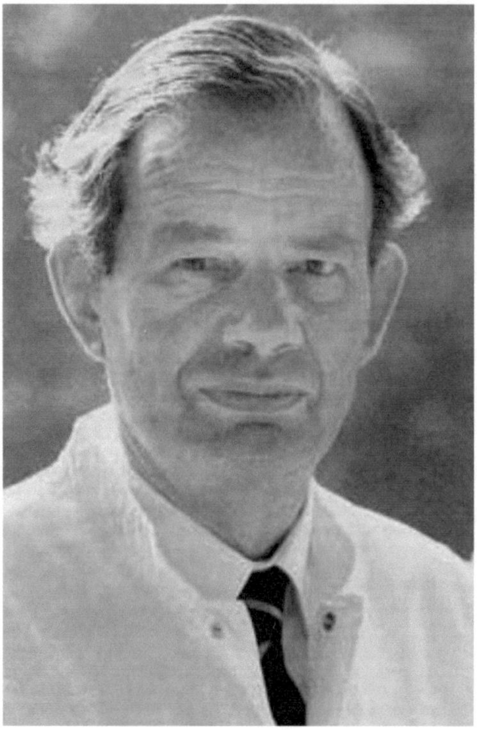

Prof. Dr. med. Jürgen R. Bierich

Jürgen R. Bierich wurde am 11.1.1921 in Hamburg geboren, wo er Jugend und Schulzeit verbrachte. 1939 begann er das Medizinstudium in Halle, das er nach Unterbrechung durch Militärdienst in Russland 1946 an der Universität Hamburg abschloss. Nach dem Staatsexamen durchlief er seine pädiatrische Ausbildung an der Universitäts-Kinderklinik in Hamburg bei den Professoren Rudolf Degkwitz, Albert Eckstein und Karlheinz Schäfer. Angeregt durch Arthur Jores entwickelte Jürgen Bierich das Interesse für die Endokrinologie, welches sein weiteres berufliches Leben bestimmen sollte. 1956 habilitierte er sich mit dem Thema »Funktion der Nebenniere in der Kindheit und Pubertät«, eine Arbeit, für die er den Martini-Preis der Universität erhielt. Als Stipendiat hielt er sich 1959 bei Lawson Wilkins, dem Begründer der modernen pädiatrischen Endokrinologie, auf. Jürgen

Bierich wurde 1962 zum apl. Professor ernannt und folgte 1968 dem Ruf auf den Lehrstuhl für Kinderheilkunde an der Universität Tübingen, wo er bis zu seiner Emeritierung 1989 tätig war.

Jürgen Bierich war in seinem Selbstverständnis immer zuerst Kinderarzt, wenngleich die Endokrinologie seine Leidenschaft war, der er seine Kraft widmete. Er war 1962 Mitbegründer der European Society for Pediatric Endocrinology (ESPE) und aktives Mitglied der Deutschen Gesellschaft für Endokrinologie (DGE), deren Tagungspräsident er 1964 und 1974 war. Sein Engagement über die Fachdisziplinen hinaus entsprach der Vorstellung von der Endokrinologie als einem unbegrenzten Kommunikationssystem. Das wissenschaftliche Oeuvre von Jürgen Bierich war umfangreich und vielfältig mit Schwerpunkten auf den Gebieten der Nebenniere, der Pubertät und des Wachstums. Die Entwicklung der Endokrinologie von einem klinisch orientierten Fach hin zu einer durch naturwissenschaftliche Grundlagenforschung geprägten Disziplin hat Jürgen Bierich 40 Jahre lang prägend begleitet.

Durch seine intellektuelle Kraft und seine direkte Art, Probleme zu analysieren und Lösungen zu finden, war Jürgen Bierich ein stets gesuchter Ratgeber, was auch in seinem Wirken im Wissenschaftsrat (1983-86) und in der Mitarbeit in einer Vielzahl von Gremien Ausdruck fand, so auch als Mitglied der deutschen Akademie der Naturforscher Leopoldina. Die Breite seiner auf Menschlichkeit ausgerichteten Sicht vom Arztsein fand ihren Ausdruck aber auch in der Beschäftigung mit Fragen der Medizin in der Dritten Welt und der medizinischen Ethik. Jürgen R. Bierich verstarb am 14. Januar 1994 als Nestor der deutschen Pädiatrischen Endokrinologie.

Quelle: Pfizer Pharma GmbH, Pfizerstraße 1, 76139 Karlsruhe.

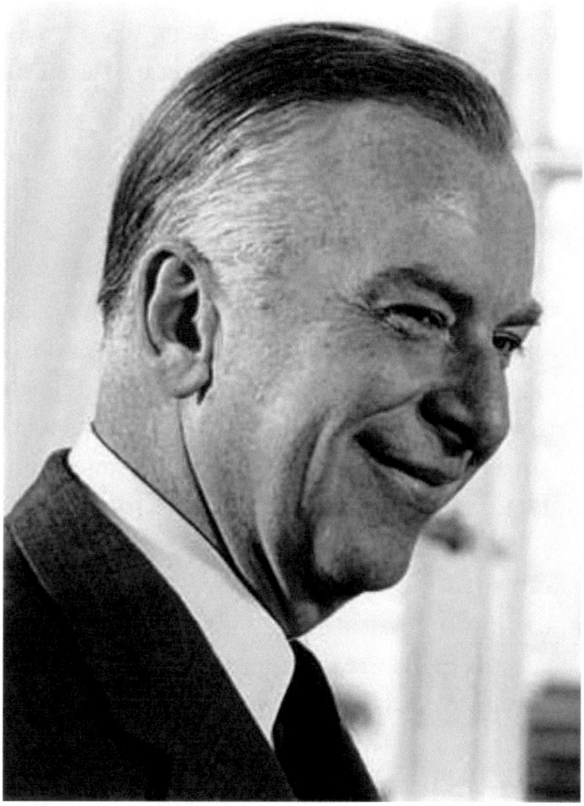

Jürgen Ponto

Am 30. Juli 1977 ermordeten Terroristen der RAF Jürgen Ponto, den Sprecher des Vorstands der Dresdner Bank.

Jürgen Ponto war eine herausragende Persönlichkeit der Wirtschaft und darüber hinaus ein großer Förderer der Kunst. Sein besonderes Interesse galt jungen, noch unbekannten Künstlern, die er mit großem persönlichem Engagement gefördert und tatkräftig unterstützt hat. Um dieses Engagement fortzusetzen und weiter zu entwickeln, gründeten seine Frau Ignes Ponto und die Dresdner Bank noch im Jahre 1977 die Jürgen Ponto-Stiftung zur Förderung junger Künstler.

Jürgen Ponto, zitiert von Prof. Dr. Bernd Fahrholz, Vorstandsvorsitzender der Dresdner Bank, in seiner Rede zur Hauptversammlung der Dresdner Bank AG am 24. Mai 2002:

»Diese Welt ist mit Trümmern übersät worden, weil der Verstand nicht mehr zu Wort kam. ... Bleiben wir also nüchtern und treten hier und überall, wo in der Welt das Not tut, dafür ein, den Verstand, die Vernunft wieder in ihren Rang einzusetzen. Und lassen wir uns die Freiheit nicht ausreden, die all denen immer unbehaglich ist, unerträglich sein wird, denen Macht und Gewalt über die Freiheit anderer alles gilt.« »Man sagt den Banken gerne nach, sie hätten ein enges Verhältnis zum Bestehenden, ja zum Vergangenen. Man sollte diese Einstufung ... nicht leichthin zurückweisen, schon gar nicht in unserer in der Orientierung ruhelosen Zeit. Denn erfolgreiches Arbeiten bedarf der Verwurzelung, der Erfahrung der guten Tradition.«

Quelle: Dresdner Bank: Jürgen Ponto und die Dresdner Bank – Textauszug: »120 Jahre Dresdner Bank«

Prof. Dr. Albrecht Kossel

Am 31.3.99 ist Prof. Dr. med. Albrecht Kossel gestorben. Der 1912 geborene Pädiater stammt aus einer alten Gelehrtenfamilie. Der Großvater Albrecht Kossel erhielt 1910 für seine Studien zur Chemie des Zellkerns, insbesondere der Nukleinsäuren, den Nobelpreis für Medizin, der Vater Walter Kossel war Professor für Physik in Danzig und Tübingen und wurde durch seine Forschung über Röntgenspektren, Komplexverbindungen und Kristallwachstum bekannt. Von 1930 bis 1936 hat Albrecht Kossel in München und Kiel Medizin studiert, wobei das Studium in dieser Zeit in der Vorphase des zweiten Weltkrieges durch Wehrdienst und Übungen mehrfach unterbrochen wurde.

1937 promovierte er an der Kieler Kinderklinik bei Erich Rominger zum Doktor der Medizin mit einer experimentellen Arbeit über »Die Wirkung des Vitamin C auf die Meerschweinchennebenniere«. Die Dissertation zeigte seine Neigung zur experimentellen Forschung, bedeutete aber auf der anderen Seite auch den ersten Kontakt mit der Kinderheilkunde. In der Folge stand die wissenschaftliche Ausbildung in der Biochemie im Vordergrund, die in Frankfurt unter Kurt Felix, und anschließend am Berliner Institut des Nobelpreisträgers Karl Lohmann erfolgte. Gemeinsame Veröffentlichungen über den Einfluss von Metallionen auf die Funktion der Carboxylase waren das Ergebnis.

Diese hoffnungsvolle und erfolgreiche Ausbildungszeit endete mit dem Beginn des zweiten Weltkrieges und dem damit verbundenen Einsatz als Truppenarzt. Nach der Kapitulation der 6. Armee im Februar 1943 in Stalingrad folgten für ihn sechs lange Jahre in russischer Gefangenschaft mit den damit verbundenen gesundheitlichen und wohl auch psychischen Problemen. Die ärztlichen und menschlichen Erfahrungen dieser Zeit haben ihren Ausdruck in eindrucksvollen Publikationen gefunden. Die Arbeit »Über die Hungerkrankheit« verband objektive Beobachtung mit persönlichem Schicksal. Als Kinderarzt hat er sich später immer wieder mit Ernährungsproblemen, der Säuglingsdystrophie und den Atrophien im Rahmen der kindlichen Ernährungsstörungen befasst.

1949 kam Albrecht Kossel an die Tübinger Kinderklinik, die damals unter der Leitung von Alfred Nitschke stand, der für ihn zum eigentlichen kinderärztlichen Lehrer wurde. Auch seine wissenschaftliche Tätigkeit nahm er in den folgenden Jahren wieder auf im Rahmen von Arbeiten um die Isolierung von lymphatischen Wirkstoffen und ihren Auswirkungen auf die Regulation des Serumcalciums und -phosphors, die teilweise im Butenandt'schen Institut erfolgten, aber auch Studien über die Folgen der Cortisonbehandlung und den plötzlichen Tod bei der Säuglingstoxikose wurden unternommen. 1959 erfolgte die Habilitation für das Fach Kinderheilkunde, 1965 wurde Albrecht Kossel zum außerplanmäßigen Professor ernannt.

Die zehn Jahre Krieg und Gefangenschaft blieben nicht ohne gesundheitliche Folgen. Sie führten aber auch dazu, dass sich die berufliche Karriere nicht in dem Maße fortsetzte, wie sie ursprünglich durch die wissenschaftliche Tätigkeit vor und auch nach dem zweiten Weltkrieg angelegt war. Hinzu kam, dass Kossel zweimal in Zeiten der Neuberufung zum kommissarischen Leiter der Klinik bestimmt wurde und sich in dieser Zeit mit ganzer Kraft für die Aufrechterhaltung des Klinikbetriebes einsetzen musste. Das erste Interregnum dauerte von November 1960, als sein Lehrer Nitschke während seines Rektorats akut verstorben war, bis zum Wintersemester 1961. Dann übernahm Klaus Betge die Leitung der Klinik, die er jedoch schon 1967 wieder verließ, wobei er die Mehrzahl der erfahrenen Mitarbeiter mit nach München nahm. Erneut, bis zum Dienstantritt seines Nachfolger Jürgen Bierich am 1. April 1964, wurde Albrecht Kossel zum kommissarischen Leiter der Klinik und Vertreter des Lehrstuhles ernannt. Mehr noch als beim ersten Mal musste er in dieser Zeit die Verantwortung für die klinische Versorgung auf seinen Schultern tragen. Die Mitarbeiter aus dieser Zeit erinnern sich noch gut daran, mit welchem Geschick und welchem Einsatz er die Klinik zum Teil auch während des Umbaus bei vollem Betrieb leitete.

In den letzten Jahren seiner Berufstätigkeit hat Albrecht Kossel die Schwerpunkte seiner Tätigkeit eindeutig im Bereich der Lehre und als Arzt gesehen. Intensiv hat er sich mit allergischen Problemen auseinandergesetzt und seine Kenntnisse auf diesem Gebiet haben auch zur Mitgliedschaft im Vorstand der Deutschen Gesellschaft für Allergie geführt. Nachdem in den Jahren 1964/65 ein neues Gebäude für die Poliklinik erstellt worden war, übernahm Albrecht Kossel die Leitung dieser Einrichtung, die er bis zu seinem Ausscheiden 1977 geführt hat. In dieser Funktion lag ihm viel an der Zusammenarbeit mit den niedergelassenen Kollegen.

Albrecht Kossel war ein überzeugter Kinderarzt, der in seiner Zuwendung zu den kranken Kindern überzeugend und vorbildhaft wirkte. Für eine große Zahl von Medizinstudenten war er ein begeisternder klinischer Lehrer, der in lebhaften und immer anschaulichen, inhaltsreichen Vorlesungen, viele Details aus dem pädiatrischen Alltag vermittelte. Ich selber erinnere mich noch gut daran, mit welcher Begeisterung ich als Medizinstudent im Hörsaal der alten Kinderklinik saß, wo er uns von den ärztlichen Fähigkeiten des Sehens, Fühlens und Riechens zu überzeugen suchte. Ich bin sicher, dass ich nicht der einzige Pädiater bin, dem während des Studiums von Albrecht Kossel die Liebe zu diesem Fach eingeimpft wurde. Dafür bin ich ihm persönlich zu großem Dank verpflichtet.

Albrecht Kossel war ein vorbildlicher akademischer Lehrer und leidenschaftlicher Kliniker. Das Schicksal hat es sicher mit ihm nicht immer gut gemeint. Gerade deshalb war seine stetige Bereitschaft, sich um alle Belange der Tübinger Kinderklinik zu kümmern, vorbildhaft. Sein überragender Anteil an den baulichen Erweiterungen und am funktionsgerechten Umbau der Klinik muss hervorgehoben werden. Dies war schließlich die Basis dafür, dass die Kinderklinik bis zu ihrem Umzug in das neue Domizil im vergangenen Jahr funktionsfähig blieb. Auch wenn es Albrecht Kossel versagt blieb, Ordinarius für Kinderheilkunde zu werden, so hat er doch das Schicksal der Tübinger Universitätskinderklinik auf entscheidende Weise mitgestaltet und mitgeprägt. Die ehemaligen, wie die heutigen Mitarbeiter der Kinderklinik haben allen Grund, seiner in Dankbarkeit zu gedenken. Über dreißig Jahre hat Albrecht Kossel die Geschicke der Kinderklinik in Tübingen mitbestimmt und zeitweise entscheidend gelenkt. Dafür gebührt ihm auch der Dank der Fakultät und der Universität.

Quelle: Prof. Dr. med. Dietrich Niethammer
(Geschäftsführender Direktor der Universitätskinderklinik Tübingen)

Franco Tacuri Correa
Flucht einer Generation
Ecuadorianische Kindheitserinnerungen
Scheffler Verlag 1997

Das Buch »Flucht einer Generation« beschreibt die Kindheitserinnerungen eines deutsch-ecuadorianischen Kinderarztes in der Dekade von 1940-1950.
Ort der Geschehnisse ist das Dorf Catacocha in der Provinz Loja, welches sich im südlichen Andengebiet Ecuadors (Südamerika) befindet und in dem der Autor geboren wurde.
Die im Buch sehr eindrucksvoll beschriebenen Ereignisse spiegeln das ökonomische und politische Leben dieser Zeit wieder. Diese Tatsachen, sowie klimatische und umweltbedingte Veränderungen sind für die »Flucht einer Generation« verantwortlich zu machen. Dabei werden sowohl Parallelen zur Situation des gesamten Landes gezogen, als auch Zukunftsaussichten dieser Region und Lösungsvorschläge aufgezeigt.

ecuador hilfe e.V.

Projektziel

Wir wollen die Lage der Not leidenden Kinder (allein der Kanton Paltas mit seinem Hauptort Catacocha hat 6000 Kinder) durch gezielte Unterstützung im Bildungsbereich, durch gezielte Ernährung und gezielte medizinische Betreuung positiv verändern.
Die gesundheitliche Verfassung der Kinder in Catacocha und Umgebung ist desolat, größtes Problem ist die Verseuchung mit Parasiten auf Grund der schlechten Wasserqualität. Die Kinder zeigen deutlich erkennbare Symptome einer Mangelernährung mit allen Konsequenzen für die schulische Leistung. Hier ist ein Hauptansatzpunkt für unsere Arbeit.
Um diese schwierige Situation zu verbessern, leisten wir unsere Hilfe vor Ort. Denn nur durch eine gesunde Lebensweise und eine gute Ausbildung und Erziehung können sich die Kinder aus dem Elendskreislauf lösen und ihre Zukunft besser gestalten.
Daher lautet unser Ziel für die nähere Zukunft den Aus- und Weiterbau der bestehenden Projekte zu fördern, eine umfassende Hilfe für alle Kinder des Kantons Paltas = Catacocha und Umland (Einwohnerzahl ca. 26 000, davon sind ca. 6000 Kinder) zu einer verbesserten Schulausbildung, guter medizinischer Betreuung und ausreichender Ernährung zu leisten.
http://www.ecuador-hilfe.de/